# BIBLIOTHÈQUE MÉDICALE

### FONDÉE PAR MM.

## J.-M. CHARCOT     et     G.-M. DEBOVE

### DIRIGÉE PAR M.

## G.-M. DEBOVE

Membre de l'Académie de médecine,
Professeur à la Faculté de médecine de Paris,
Médecin de l'hôpital Andral.

# LE LANGAGE

## LA PAROLE ET LES APHASIES

---

### PHYSIOLOGIE, PATHOLOGIE ET PSYCHOLOGIE

#### AVEC SCHÉMA EN COULEURS

PAR

## Le D<sup>R</sup> FERRAND

Médecin de l'Hôtel-Dieu

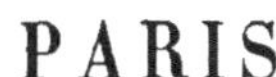

## PARIS

### RUEFF ET C<sup>ie</sup>, EDITEURS

**106, BOULEVARD SAINT-GERMAIN, 106**

---

**1894**

# AVANT-PROPOS

Le langage, la parole et les troubles que peuvent
présenter ces fonctions m'ont fourni, depuis
vingt ans, le sujet de leçons et de mémoires, dont
le succès m'a encouragé à les refondre dans une
étude d'ensemble : tel est l'objet de ce livre.

Son principal intérêt est dans le schéma qui
y est joint. A l'aide de ce tracé, les fonctions du
langage et les diverses variétés de l'aphasie se
classent dans un ordre méthodique qui en sim-
plifie grandement l'étude.

Précieux pour la démonstration, comme la
plupart de ces tracés, celui-ci est incontestablement le plus compréhensif. Utile pour l'étude
physiologique et même psychologique de la parole,
il donne la clef des types les plus connus de
l'aphasie; il m'a même permis de prévoir des
formes encore mal définies, que les faits cliniques

ont déjà en partie confirmées depuis que je l'ai imaginé.

Tout ce qui peut apporter quelque clarté dans l'étude d'une question si complexe doit y être appliqué. La lecture du texte de ce livre doit être suivie sur le schéma, comme la géographie doit être apprise sur la carte[1].

A cette condition, le lecteur comprendra l'économie de ce travail; et il discernera, à travers la complexité du sujet, la simplicité et la clarté que je crois y avoir apporté. C'est du moins ce que m'assurent des témoignages autorisés.

2 octobre 1893.

---

[1]. A cet effet, j'ai fait insérer le schéma hors texte et sur un onglet qui permet d'avoir le tracé sous les yeux pendant la lecture du livre tout entier.

# LE LANGAGE

# LA PAROLE ET LES APHASIES

## CHAPITRE I

### PHYSIOLOGIE GÉNÉRALE DU LANGAGE

Le langage est une fonction générale de l'animalité, bien qu'il ne soit appréciable à nos moyens d'investigation que chez les animaux supérieurs. C'est en effet une des fonctions supérieures, sinon la plus élevée, dans l'ordre des fonctions animales.

Cette fonction a pour effet de traduire au dehors les impressions, les idées, les déterminations dont l'animal est l'agent actif ou passif. Or, le pouvoir de manifester ses divers états de conscience serait bien inutile à l'animal, s'il n'était doué en même temps du pouvoir de comprendre, à sa façon, les signes de son langage muet. C'est donc là une fonction à deux, pour ainsi dire, une fonction *de relation* par excellence, ou qui, du moins, nécessite la rencontre, sur le même sujet, d'appareils de production des signes du langage et d'appareils de réception et de compréhension de ces mêmes signes.

A cet effet, l'animal est doué de certains organes moteurs, véritables appareils d'expression mimique, qui constituent les organes du langage le plus inférieur et le plus simple. Il est doué, de plus, d'appareils sensoriels spéciaux, capables de percevoir les signes de l'expression mimique et d'en comprendre le sens.

L'animal possède le langage mimique; l'homme possède en plus le langage parlé et le langage écrit; et, à ces modes de l'expression de ses sentiments, de ses idées, de sa volonté, sont adaptés des modes de perception qui leur correspondent.

Le langage parlé ou phonétique constitue la *parole* proprement dite. J'insiste sur la distinction qu'il faut ainsi faire entre le langage et la parole, parce que l'acception qui leur est attribuée dans cette étude n'est pas tout à fait celle qu'on leur attribue communément. Le langage, étant pour nous l'expression générique qui convient à tout mode d'expression de l'idée, est commun d'ailleurs à l'homme et à l'animal, tandis que la parole, traduction d'une pensée, est un acte intelligent et par conséquent un phénomène purement humain.

La parole est une fonction qui met en jeu bien des appareils : celui de la *phonation*, dont l'organe principal est le larynx, agent producteur des sons vocaux; celui de la *respiration*, qui fournit le courant d'air nécessaire à la production du son vocal; celui de *l'articulation*, dont la cavité buccale est le siège; *l'ouïe*, qui perçoit les sons ainsi produits, les mesure et les contrôle en même temps qu'ils sont émis; enfin certains départements des centres nerveux président aux mouvements de ces divers appareils, en tant qu'ils concourent à l'exercice de la parole articulée, ou bien à l'appréciation des sons qu'elle transmet à l'organe de l'ouïe.

Il ne s'agit pas seulement en effet, pour juger du langage mimique, phonétique ou graphique, de voir des gestes, de lire des caractères, ou d'en-

tendre des paroles. Il faut comprendre la signi
fication attachée à ces divers mouvements
expressifs; il faut, en un mot, saisir la *valeur
symbolique* ou *verbale* de ces différentes manifestations.

Nous verrons, à la fin de cette étude, quels
rapports unissent ces diverses fonctions physiologiques à la fonction psychologique de la parole
intérieure.

Ce que nous devons montrer maintenant,
c'est que les appareils respiratoire, laryngé et
linguo-labial, organisés pour toutes sortes de
mouvements, prennent un certain mode d'activité
et une certaine association motrice, lorsqu'il
s'agit pour eux de traduire une expression
verbale; de même pour ce qui est des mouvements du membre supérieur dans l'exécution
de l'écriture; de même enfin, pour tous les gestes,
pour tous les jeux de physionomie, lorsque
ceux-ci doivent avoir une signification verbale.

Il est évident que, dans ces conditions, il se
fait des coordinations motrices particulières
qui traduisent en voyelles et en consonnes, en
mots, par conséquent, les idées à émettre par
le langage parlé; ou bien ces coordinations se

produisent dans l'appareil moteur des membres supérieurs, quand il s'agit de formuler en caractères graphiques les mêmes idées; ces coordinations portent sur les muscles de l'économie tout entière, quand c'est la mimique qui est appelée à traduire la pensée.

La coordination qui se produit du côté des organes moteurs, quand il s'agit de l'expression de l'idée, nous la retrouvons, sous forme de collections sensorielles, quand il s'agit de la perception des signes du langage. L'oreille, qui entend la parole, en perçoit non seulement le son, la vivacité, le ton, etc., mais ces divers caractères de la parole sont réunis par le système nerveux en une collection de sensations, dont l'ensemble a la valeur d'un signe verbal. De même, lorsque la vue parcourt les caractères tracés ou imprimés sur la page d'un livre ou sur une feuille d'écriture, elle ne perçoit pas seulement un dessin noir quelconque sur fond blanc, mais le système nerveux a de plus à réunir ces sensations visuelles, pour en faire une collection sensorielle, dont la signification se trahit ainsi d'elle-même. Enfin, il en est de même de la mimique : Les mouvements des membres et les jeux de physionomie qu'elle comporte ne sont pas perçus seulement en tant que déplacements ou efforts musculaires, mais ils sont réunis en collections sensorielles propres, dont la valeur verbale ou la signification sont, par ce moyen, appréciées par les centres nerveux.

On voit par là que le langage suppose, sinon dans les organes périphériques qui y prennent part, du moins dans les centres nerveux qui président à cette participation, une détermination spéciale. C'est ce que Finkelburg a désigné du nom de *faculté symbolique*, laquelle n'est autre, selon Kussmaul, sinon l'instinct qui produit les mouvements d'expression et le pouvoir de les comprendre. *L'asymbolie* ou *l'asémie* consisterait dans la perte de cet instinct ou de cette faculté. Or rien de plus rare que la perte de cet instinct dans son ensemble, tandis que les divers éléments, dont la fonction du langage nous permet l'analyse, se trouvent souvent atteints isolément.

En résumé, dans l'expression des idées par le langage et dans la compréhension de ce langage, qu'il soit phonétique, graphique ou mimique, nous trouvons indiquée la nécessité de concevoir deux ordres de centres nerveux chargés de présider, les uns aux coordinations motrices verbales, les autres aux collections sensitives verbales : les centres de coordination motrice se subdivisant selon que c'est à la coordination motrice phonétique ou à la coordination graphique, ou à la la coordination mimique qu'ils commandent, et les centres de collection sensorielle se divisant de leur côté, selon que c'est à la collection auditive, ou à la collection visuelle, ou à la collection kinesthétique (mécanique) qu'ils président.

Cette division tripartite ne répond pas seulement à l'analyse des fonctions élémentaires du langage; elle se rapporte encore, comme nous le verrons à la fin de ce volume, à la division des états de conscience qui ont permis de classer les êtres humains en trois catégories : d'auditifs, de visuels et de moteurs, — selon le mode sous lequel ils envisagent ou traduisent la plupart de leurs idées et de leurs sensations. C'est ce que notre schéma va nous permettre de montrer clairement, en allant des actes les plus élémentaires du langage aux formes les plus élevées de l'expression par la parole.

# CHAPITRE II

## SCHÉMA DU LANGAGE

Un schéma des fonctions nerveuses qui concourent à la production du langage et aux localisations de ces fonctions dans le système nerveux central, ce schéma, dis-je, doit, pour être complet, représenter à la fois : 1° les trois centres de coordination motrice verbale; 2° les trois centres de collection sensorielle verbale, sans compter 3° les centres psychiques des fonctions de mémoire et d'imagination, qui jouent un si grand rôle dans l'exécution de la parole. Enfin il doit montrer, par des lignes distinctes, les trajets par lesquels passe la transmission nerveuse pour réunir les centres entre eux et pour les mettre en communication, d'une part, avec les organes d'impression sensorielle chargés de percevoir le langage et, d'autre part, avec les organes d'exécution motrice chargés de le formuler en symboles extérieurs.

Je ne saurais partager l'opinion que M. le docteur Mathieu émettait naguère : qu'un schéma du langage ne saurait être qu'une présomption symbolique des centres et des trajets de l'action nerveuse, dans l'exercice du langage. Depuis que le schéma que je propose a été conçu, un certain nombre de faits, notamment ceux qui sont relatifs à la distinction des centres psychiques et des centres sensori-moteurs, sont venus en confirmer l'exactitude et en justifier la construction. M. Mathieu a pu accuser les Allemands, et, avec eux, ceux qui se sont appliqués à construire un schéma de l'analyse psychique et à le faire concorder avec celui de l'analyse des centres cérébraux et nerveux, il a pu les accuser, dis-je, de vouloir faire absorber la psychologie par la physiologie, et de ne voir dans les tracés qu'un moyen mnémotechnique de classer et de rappeler les actes élémentaires du langage; mais, ne fût-il que cela et rien de plus, un bon schéma aurait encore une grande utilité dans l'étude d'une question aussi complexe et d'une analyse si délicate. Je n'en veux pour preuve que les nombreux essais qui ont été proposés en cette matière.

Beaucoup d'auteurs ont déjà produit des schémas divers. Je ne citerai que ceux de Baginski, de Wernicke, de Spamer, de Charcot, de Lichtheim, de Grasset, de Picot, de Ballet, sans compter celui Kussmaul et celui tout récent de Leube. Celui que je présente ici est à la fois le plus méthodique et le plus simple; on peut en vérifier l'exactitude, en en faisant l'application à toutes les fonctions élémentaires du langage et à tous les cas connus de troubles de la parole. Ajouterai-je qu'il est à la fois plus compréhensif et plus suggestif, comme me le disait un savant critique, en ce sens qu'il s'applique à tous les modes d'altération du langage, sous toutes les formes que celui-ci peut revêtir (mimique, phémique et graphique).

Mon schéma est en deux ou plutôt en trois couleurs, rouge, bleu et noir. Les traits rouges indiquent les trajets centrifuges de la transmission nerveuse et les cercles rouges les centres de coordination motrice; les traits bleus, au contraire, indiquent les trajets centripètes de la transmission nerveuse et les cercles bleus les centres de collection sensorielle. Quant au cercle noir, il représente les centres psychiques où s'élaborent les actes d'imagination verbale et où se conservent les traces de la mémoire verbale.

Les trois centres de coordination motrice verbale sont représentés rouges : en M, centre des coordinations motrices phémiques ou de l'articulation et de la phonétique : en E, centre des coordinations motrices graphiques (écriture), et en G, centre de coordination motrice de la mimique.

Les trois centres de collection sensorielle verbale sont représentés bleus : en A, centre des collections auditives verbales : en V, centre des collections visuelles verbales : en K, centres des collections kinesthétiques (mécaniques) verbales.

Ces divers centres, avec les trajets qui les relient, forment le complexus simple des actes du langage réflexe. Le cercle noir, en O, représente, à lui seul, l'ordre psychique, lequel comprend des actes de mémoire verbale et d'imagination verbale, deux sortes de fonctions psychologiquement bien rapprochées l'une de l'autre. On y doit distinguer cependant des foyers attribuables à la mémoire auditive (Oc), à la mémoire visuelle (Od) et à la mémoire kinesthétique (Ox), sans préjudice de ceux qui peuvent être attribués à l'imagination auditive (IO), à l'imagination visuelle (I'O) et à l'imagination kinesthétique (oO).

Les lignes qui réunissent les divers centres

marquent les trajets des transmissions nerveuses de l'un à l'autre, et les relations qu'ils peuvent offrir entre eux; ils complètent le tableau de cet atelier du langage, où les fonctions sont réparties suivant les lois de la division du travail et des meilleures aptitudes.

Disons de suite que tous ces centres fonctionnels n'ont pas été retrouvés dans la substance cérébrale, par l'observation directe; toutefois, on connaît le lieu d'un certain nombre d'entre eux; pour quelques-uns, ce lieu est très nettement déterminé; pour d'autres, il règne encore quelque incertitude; il en est enfin qui sont purement hypothétiques. D'ailleurs, l'analyse des fonctions du langage permet de les indiquer à peu près tous, comme Leverrier, avant d'avoir découvert la planète Neptune, indiquait le point de l'espace où l'on devait la rencontrer.

Des six centres de l'ordre réflexe, quatre sont aujourd'hui plus ou moins nettement localisés. Le centre M, de la coordination motrice verbale, a été le premier découvert. C'est lui qui a mis les observateurs sur la voie de ces recherches, et les a initiés aux premières idées relatives aux localisations cérébrales. Gall. Bouillaud, Marc,

Dax et Broca en ont successivement reconnu puis précisé le siège. Il occupe, dans la troisième circonvolution frontale ($F_3$), la région que Kussmaul nomme à juste titre la région de Broca, la partie postérieure de la troisième circonvolution frontale de l'hémisphère gauche, la région de l'insula (Meynert) sur le bord de la scissure de Sylvius (voy. fig. $x$, M).

Les faits depuis lors se sont produits nombreux, qui démontrent l'exactitude et le siège précis de cette localisation. Ce sont surtout les faits d'observation clinique, contrôlés par l'anatomie pathologique, qui ont permis cette précision. On peut citer, comme exemple type de cette lésion, l'observation XIII de Bernard ainsi résumée : « Aphémie datant de vingt et un ans, produite par le ramollissement chronique et progressif de la deuxième et de la troisième circonvolution de l'étage supérieur du lobe frontal gauche ».

Le centre E, siège de la coordination motrice graphique, occupe un point situé légèrement au-dessus du précédent, dans la deuxième circonvolution frontale ($F_2$) et qu'on retrouve en E (fig. $x$). Bien que ce siège soit encore contesté, on peut consulter à ce sujet les cas rassemblés par Exner

et celui qu'ont publié Tamburini et Marchi, et
dont l'indication bibliographique se trouve dans

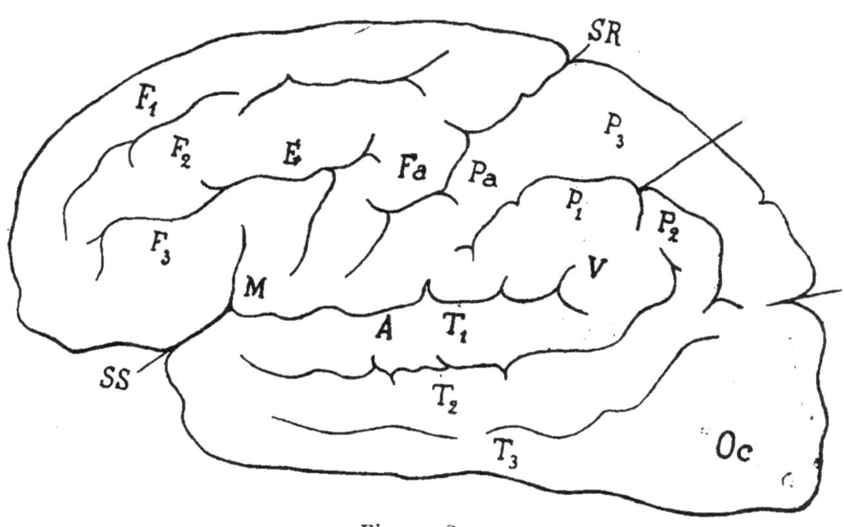


Fig. $x$, S.

$SS$, scissure de Sylvius ; — $SR$, sillon de Rolando ;
  $F_1$, 1^re circonvolution frontale ;
  $F_2$, 2^e circonvolution frontale ;
  $F_3$, 3^e circonvolution frontale ;
  $T_1$, 1^re circonvolution temporale ;
  $T_2$, 2^e circonvolution temporale ;
  $T_3$, 3^e circonvolution temporale ;
$Oc$, circonvolutions occipitales ;
$P_1 P_2 P_3$, circonvolutions pariétales ;
$M$, centre moteur de la parole, siège de l'aphémie ;
$E$, centre moteur de l'écriture, siège de l'agraphie ;
$A$, centre des images verbales auditives, siège de la surdité verbale ,
$V$, centre des images verbales visuelles, siège de la cécité verbale ;
$SR$, sillon de Rolando, centres moteurs de la face et des membres.

la thèse de M. Bernard et dans le mémoire de
M. Blocq.

Les collections auditives, verbales, centre A.

sont recueillies vers la partie moyenne de la première ou des deux premières circonvolutions temporales ($T_1$) (voy. fig. $x$, A). L'anatomie pathologique confirme cette localisation, ainsi que le prouve l'observation de M. Giraudeau, celles de Fritsch, de M. Netter, de MM. d'Heilly et Chantemesse, de M. Chauffard, et d'autres observations encore plus récentes.

Les collections visuelles verbales, centre V, se trouvent groupées dans le lobule pariétal inférieur ou dans le pli courbe (Déjerine), cette sorte de dépendance de la dernière circonvolution pariétale (voy. fig. $x$, V). M. Bernard a rassemblé 8 cas d'autopsie de cécité verbale empruntés à Broadbent, à MM. Déjerine, Magnan, Sérieux, etc., C'est une des localisations les mieux établies parmi toutes celles auxquelles ressortissent les troubles de la parole.

Les centres kinesthétiques sensoriels et moteurs restent encore mal déterminés, dans les plis si multipliés que présente la surface des circonvolutions cérébrales; peut-être ne sont-ils pas concentrés en un seul foyer, mais disséminés en plusieurs points des circonvolutions antérieures du cerveau. Les centres psycho-

sensoriels et psychomoteurs, récemment décrits
dans ces circonvolutions (voy. fig. $x$), comme
présidant à certains mouvements de la face et
des membres, pourraient bien être les centres
sensitifs et moteurs de la mimique verbale.
En tout cas, l'existence de ces centres est toute
rationnelle et plus que probable.

J'en dirai autant des centres psychiques
attribuables aux opérations de l'imagination
et de la mémoire. Rien ne s'oppose, ni en
physiologie, ni en psychologie, à l'existence de
ces centres; l'analogie nous porte à y croire,
et quelques faits bien observés paraissent justifier
cette croyance. Nous verrons dans quelle mesure
elle est légitime.

# CHAPITRE III

## LE LANGAGE RÉFLEXE

Y a-t-il un langage réflexe? — Personne ne saurait douter tout au moins qu'il y ait un langage purement automatique. Il arrive tous les jours que, sous l'empire d'une impression vive, l'homme ou l'animal manifestent leur émotion par des signes auxquels l'élaboration psychique n'a, pour ainsi dire, aucune part, et qui tiennent à la disposition anatomique des éléments du système nerveux.

On sait en quoi consiste l'acte réflexe : une impression est ressentie à l'extrémité d'un filet nerveux sensitif, puis conduite par ce nerf à la cellule nerveuse correspondante; elle provoque là, dans ce petit centre, une réaction qui se traduit par une excitation motrice, laquelle est transmise à un organe musculaire périphérique. Le propre de l'acte réflexe, c'est que l'ébranlement nerveux arrivé à la cellule centrale est aussitôt réfléchi sur les filets moteurs, sans que l'impression s'étende à d'autres centres. L'acte réflexe, c'est l'acte nerveux élémentaire, dans sa plus infime simplicité. On l'a souvent attribué aux centres médullaires du système nerveux; le fait est que c'est dans la moelle qu'il se manifeste le mieux, parce que les centres y sont échelonnés en une série dont les segments sont faciles à distinguer. Mais on retrouve l'acte réflexe dans les centres nerveux ganglionnaires, et aussi, dans les centres nerveux cérébraux.

Je n'ai pas à insister sur la discussion que pourrait soulever cette question des réflexes cérébraux, qui n'en est plus une aujourd'hui pour les physiologistes, et qui n'en serait plus une non plus pour les psychologues, s'ils voulaient bien comprendre l'acte réflexe comme je viens de le définir. Rien de plus fréquent par exemple que les actes réflexes des sens spéciaux, dont l'appareil nerveux est à peu près exclusivement issu du cerveau.

L'acte réflexe n'a pas toujours la simplicité de celui que je viens de décrire et l'on sait qu'une impression sensible met en jeu un nombre d'autant plus étendu de cellules nerveuses qu'elle est elle-même plus violente, ou plus répétée, ou plus étendue. Ce qui détermine alors le caractère réflexe de l'acte produit, c'est qu'il s'effectue sans participation des centres nerveux situés au-dessus de lui, sans conscience par conséquent, et surtout sans détermination volontaire.

C'est ainsi que la parole peut être effectuée par un mécanisme qui mérite ce nom de réflexe. L'interjection, par exemple, est le plus souvent poussée d'une façon réflexe, par un mécanisme à peu près automatique, sans décision volontaire, sans réflexion, parfois même sans conscience. Il en est de même du cri, lequel est déjà certainement un mode de langage, bien qu'il ne mérite pas le nom de parole proprement dite. Beaucoup de locutions devenues habituelles, le juron chez certaines gens, sont passées à l'état d'acte automatique et réflexe. Vulpian et Duret ont démontré expérimentalement le rôle exclusif du bulbe dans certains cris et dans certaines plaintes. Brown-Sequard rapporte les cas de sujets aphasiques pendant la veille et qui parlaient dans le rêve ou sous l'influence du sommeil chloroformique. Tous ces faits dénotent bien encore la portée de l'influence réflexe dans l'exécution de certaines expressions du langage.

Il en est de même de la parole par imitation, ce qu'on a appelé, par exemple, la parole en écho (*écholalie*), laquelle consiste purement et simplement dans la répétition, plus ou moins inintelligente, de mots qui viennent d'être entendus : c'est ce qu'on a nommé le réflexe d'imitation. C'est ainsi que parlent le perroquet et les animaux qu'on a dressés à ce genre d'exercice.

Werniche et Kussmaul, se fondant sur les associations fonctionnelles des centres et sur les lois de leur développement, n'ont pas hésité à admettre cette influence réflexe, allant des centres de collection sensorielle aux centres de coordination motrice.

Combien de fois n'arrive-t-il pas que nous répondons à une question banale par une réponse du même caractère, et sans attention ni réflexion, parfois même à contresens, ce dont nous nous apercevons quelquefois après coup. La réponse a, dans ces cas, tous les caractères d'un acte réflexe; elle en a l'instantanéité, l'inconscience :

c'est au moins un acte purement automatique. La copie d'un texte s'effectue souvent avec un mécanisme tout aussi automatique et sans impliquer autre chose que l'activité réflexe du système nerveux. J'y insiste parce que j'aurai souvent occasion d'employer l'une pour l'autre ces deux expressions : copie ou réponse réflexe.

Pour ces actes de la parole réflexe, si nous prenons d'abord la mise en jeu du centre A, le centre des collections auditives verbales, notre schéma nous donne les trajets suivants :

AM représente le trajet de la parole réflexe pure et simple, quels qu'en aient été le point de départ et la cause provocatrice, trajet qui va du centre des collections auditives verbales au centre des coordinations motrices verbales.

aAM représente la parole réflexe succédant à l'audition verbale : c'est la réponse automatique qu'on fait sans réfléchir, ou même sans se donner la peine de peser la question qui vous est adressée.

aAE, c'est le trajet de l'opération nerveuse qu'implique la transcription automatique d'un texte qu'on entend sans y faire autrement attention : c'est la dictée automatique ou réflexe.

aAG, c'est la traduction par la mimique automatique de ce que l'oreille vient de saisir, ou la réponse automatique, par le geste, au mot qui vient de frapper l'oreille : c'est, par exemple, le soufflet répondant à l'injure, avant que l'esprit ait eu le temps et d'apprécier l'injure et de commander, ou mieux de réprimer la réaction vengeresse.

Le centre V est à son tour le lieu d'actes réflexes tout à fait analogues :

VE représente le trajet de l'écriture réflexe qui va du centre des collections visuelles verbales au centre des coordinations motrices graphiques, quel que soit d'ailleurs l'agent qui ait mis en action le centre visuel.

vVE représente le trajet de la transmission nerveuse dans l'opération qui consiste à copier un texte qu'on a sous les yeux; c'est la copie automatique ou réflexe.

vVM, c'est le trajet qu'implique la lecture automatique d'un texte écrit, mode de lecture trop souvent effectué, quand, en lisant des yeux, comme on dit, on ne pense nullement à ce qu'on lit.

vVG, c'est la traduction par la mimique

d'une impression perçue par la vue, ou la traduction par gestes d'un texte quelconque. On lit la description d'un précipice, et, tout en lisant, on se cramponne à sa chaise, sans y penser, sans le vouloir, comme si l'on avait soi-même à se garer d'une chute dans l'abîme. C'est là un phénomène réflexe bien mis en lumière par les récentes recherches de psycho-physiologie.

Comme le centre A et le centre V, le centre K doit être le siège de semblables élaborations.

KG représente le trajet de la mimique réflexe, celle qui porte certains sujets à reproduire les gestes qui sont exécutés devant eux, quelle que soit d'ailleurs la voie par laquelle ils viennent à percevoir ces gestes, que ce soit la vue, l'ouïe ou le tact, comme il arrive par exemple aux sourds-muets.

tKG, c'est la mimique réflexe succédant au mouvement, au geste et au toucher.

tKM, c'est la traduction par la parole réflexe du geste ou du tact. Telle est par exemple la lecture des aveugles traduisant par la parole des caractères perçus par le toucher.

tKE, c'est la traduction par l'écriture réflexe du langage perçu par le geste ou par le tact. Un geste symbolique est transcrit en graphique : telle est la façon dont les sourds-muets traduisent, en l'écrivant, le langage des signes qu'on leur enseigne à comprendre, d'après le mouvement et la position des doigts ou encore d'après le mouvement des lèvres.

Tels sont les divers modes du langage réflexe, lequel, comme tous les autres actes du même ordre, s'exécute en raison de la disposition anatomique des centres nerveux, sans doute, mais surtout en raison de l'adaptation de ces centres et trajets, fonctionnellement groupés, et dressés à ce mode de groupement par l'éducation et par l'habitude. Ces associations fonctionnelles se font ainsi dans les centres de collection sensorielle et dans les centres de coordination motrice, de façon à permettre à la parole de s'effectuer dans certains cas automatiquement et par simple mécanisme réflexe, sans que la participation de l'ordre psychique soit toujours et absolument nécessaire.

La parole ainsi pratiquée ne diffère pas beaucoup des modes inférieurs du langage et se rapproche beaucoup du langage des bêtes. L'homme réflexe est un animal bien éduqué ; et les animaux qui sont susceptibles d'apprendre à parler ne dépassent pas ce niveau de la parole réflexe, alors même qu'ils exécutent un langage articulé comme le perroquet. Certains animaux peuvent reproduire les sons et jusqu'à une certaine phonétique du langage, mais sans jamais manifester qu'ils en comprennent le symbolisme. Nous verrons qu'ils comprennent bien le symbolisme du geste, probablement par éducation, mais ils ne s'élèvent pas au delà.

En résumé, l'exercice du langage réflexe, qu'il soit mimique, graphique ou parlé, comporte les actes suivants :

aAM. Parole entendue et réponse réflexe ;
aAE. Parole entendue et traduite en écriture réflexe ;
aAG. Parole entendue et traduite en gestes réflexes.

vVE. Copie réflexe d'un texte écrit ;
vVM. Lecture réflexe          id. ;
vVG. Mimique réflexe          id.

tKG. Mimique réflexe après geste ou tact ;
tKM. Parole réflexe après          id.
tKE. Écriture réflexe après          d.

# CHAPITRE IV



L'ordre psychique est supérieur à l'ordre réflexe. L'ordre réflexe comprend toutes les manifestations de l'activité nerveuse qui ne mettent en jeu qu'un trajet centripète, une cellule centrale et un trajet centrifuge; plusieurs cellules centrales peuvent répondre à l'excitation centripète, sans que l'acte cesse d'être réflexe. Mais il est dit psychique, quand les cellules de centres nerveux supérieurs, notamment quand les cellules de l'écorce cérébrale sont mises en jeu indirectement par l'excitation portée sur d'autres points, et, prennent part à la mise en activité des éléments nerveux directement excités à la périphérie.

La parole psychique, c'est la parole comprise en tant que signe, en tant que symbole, et proférée avec la volonté de signifier quelque chose. Ce n'est plus un acte automatique, ignoré de la conscience, ou, du moins, un acte auquel elle ne participe pas; au contraire, quels que soient les éléments psychiques dont elle suppose l'intervention, tels que : attention, jugement, etc., c'est un acte personnel qui implique la volonté d'exprimer quelque chose qui soit compris.

Le centre de cette élaboration psychique est figuré en O dans mon schéma, par un cercle qui comprend des centres de mémoires distinctes, pour les sensations auditives, visuelles et motrices, et aussi des centres d'imagination. La pathologie a amplement démontré quelle est l'importance de ces centres mnémoniques pour l'exercice de la parole psychique. La mémoire a, dans ces cas, le double rôle de conserver le souvenir des collections sensorielles spéciales de vision, d'audition, de kinesthésie, nécessaires à la perception des symboles et aussi le souvenir des coordinations motrices que commande l'expression par le geste, par la parole ou par l'écriture. Nous aurons à y revenir, pour en préciser le mécanisme. Le docteur Bitot a fait, dans les *Archives de neurologie* (1885), une étude spéciale du siège et de la direction des irradiations capsulaires chargées de transmettre la parole à travers les foyers cérébraux.

Ceci posé, l'étude du schéma nous donne les résultats suivants :

aAO représente le trajet de la parole comprise, allant de l'oreille au centre auditif verbal et de ce centre auditif verbal au centre psychique.

OAM est le trajet de la parole intelligente spontanée. Une idée venue de n'importe quelle source, le sujet veut l'exprimer ; il la détermine dans son centre psychique, la formule dans son centre des collections auditives verbales, et la produit au dehors par le centre des coordinations motrices verbales.

aAOAM représente le trajet de la parole entendue, comprise et suivie de réponse orale, trajet allant de l'oreille au centre des collections auditives verbales, de là au centre psychique et de là se rendant au centre des coordinations motrices verbales, soit qu'il repasse, soit qu'il ne repasse pas par le centre A. — C'est pour marquer cette indécision qu'un trajet pointillé, allant du centre O au centre M, a été ajouté au trajet OAM.

aAOAG représente la parole entendue, comprise, et suivie de réponse mimée : c'est l'opération qu'exécutent les muets qui ne sont pas sourds.

aAOAE. c'est le trajet qui correspond à la parole entendue, comprise et traduite par l'écriture : c'est l'opération de la dictée comprise.

Les mêmes actes s'exécutent avec les deux autres classes de centres :

vVO, c'est la lecture comprise; la sensation visuelle graphique transformée en collection visuelle verbale et transmise au centre psychique.

'OVE est le trajet de l'écriture consciente et spontanée, quelle que soit la source où le sensorium ait pris le sujet de son écriture, souvenir ou imagination, ou sensations périphériques.

vVOVE. c'est l'écriture transmise par la vue au centre des collections visuelles verbales, et de là au centre psychique. pour être reproduite par l'écriture : c'est la copie comprise.

vVOVM, c'est l'écriture lue des yeux, perçue par le centre des collections visuelles verbales, puis par le sensorium. pour être traduite par la parole articulée. La lecture d'un texte, si simple qu'elle paraisse, n'entraine rien moins que cette série d'opérations successives.

Enfin vVOVG est la lecture d'un texte reproduite par la mimique consciente.

Le centre K, celui des collections sensorielles

kinesthétiques verbales, autrement dit des sensations de mouvement verbal, doit être le lieu
de semblables élaborations :

tKO représente la mimique perçue à la périphérie transmise au centre des collections kinesthétiques verbales, et de là au sensorium qui
la comprend.

OKG, c'est la mimique consciente exprimant
au dehors une formule qu'elle a puisée dans
son centre psychique, de quelque lieu qu'elle
vienne d'ailleurs, mémoire, imagination, etc.

tKOKG est la formule du langage des gestes,
perçus à la périphérie, réunis en collection
sensorielle verbale, transmis de là au centre
psychique et de nouveau reproduits en mimique.

tKOKM, c'est le langage mimique perçu et
compris et traduit par la parole.

tKOKE représente le langage mimique perçu
et compris et traduit par l'écriture.

Comme on le voit, ces divers modes d'expression
comportent tous trois une série d'opérations qui
se répètent et se correspondent, qui peuvent aussi
s'emprunter divers éléments; mais chaque opération comprend une chaîne continue dont le premier terme est un signe, le second la transforma-

tion de ce signe en sensation verbale; puis, avec ou sans appréciation psychique de la sensation, une détermination motrice du côté des appareils d'expression.

De même qu'il y a trois classes de centres de collection sensorielle, il y a trois centres de coordination motrice qui leur correspondent. Toutefois, il est plus que probable que ce ne sont pas là les seuls centres qui soient susceptibles de se former dans l'écorce cérébrale, par l'exercice du langage. Il est même certain que, dans beaucoup de sujets, il se crée des centres secondaires pour d'autres modes d'expression ou de perception verbale. Le chant, par exemple, paraît avoir ses centres distincts chez le chanteur; le dessin chez le dessinateur, et ainsi de suite. Ce qui paraît le prouver, c'est qu'il y a des gens qui, ayant perdu la parole, ont conservé cependant la faculté de chanter ce qu'ils ne peuvent dire. Tout le monde a entendu des bègues chanter et cesser de bégayer en chantant. Knoblauch, tout récemment encore, étudiait, au moyen du schéma de Lichtheim, le cas de sujets qui, ayant perdu la parole, conservaient cependant la faculté de prononcer les paroles en chantant.

La culture des arts, l'étude des sciences spéciales, développent dans l'écorce du cerveau des centres fonctionnels, qui s'adaptent pour la perception et pour l'expression, et donnent à ceux qui les cultivent une puissance tout exceptionnelle dans ces deux modes de l'activité nerveuse, et qui peuvent aussi disparaître isolément, chez certains sujets, à la suite de perturbations, comme celles dont l'aphasie est le type principal. On a décrit, sous le nom *d'amusie*, la perte de toute aptitude musicale, laquelle peut se rencontrer chez des artistes qui l'avaient puissamment développée. Knoblauch et H. Oppenheim et, chez nous, le docteur Blocq ont particulièrement étudié, dans ces derniers temps, les troubles des facultés musicales consécutifs aux lésions cérébrales.

En résumé, l'exercice du langage psychique, qu'il soit mimique, graphique ou parlé, comporte les actes suivants :

OAM.  Traduction de l'idée par la parole articulée ;
aAO.  Parole entendue et comprise ;
aAOAM.  Parole entendue, comprise, et réponse parlée ;
aAOAE.      Id.          id.          id.     écrite ;
aAOAG.      Id.          id.          id.     mimée.

OVE. Traduction de l'idée par l'écriture ;
vVO. Écriture lue et comprise ;
vVOVE. Écriture lue, comprise, et réponse écrite ;
vVOVM. Id. id. id. parlée ;
vVOVG. Id. id. id. mimée.

OKG. Traduction de l'idée par la mimique ;
tKG. Mimique perçue et comprise ;
tKOKG. Mimique comprise et réponse mimée ;
tKOKM. Id. id. parlée ;
tKOKE. Id. id. écrite.

Telles sont les données les plus simples en lesquelles peut se résumer l'exercice du langage psychique.

# CHAPITRE V



L'exercice du langage comprend donc une série d'organes et d'opérations nerveuses qu'on peut résumer ainsi :

Un appareil de réception ou centripète qui, partant des organes des sens, se rend au système nerveux central, où il rencontre un premier centre, dit de collection sensorielle (centres bleus du schéma) où les divers éléments des sensations auditives, visuelles ou kinesthétiques, sont réunis et groupés en un signe ou symbole.

Cet appareil se complète par un autre ensemble parallèle au précédent, mais centrifuge, ou appareil d'expression. Correspondant au centre de collection sensorielle, un centre de coordination motrice (centres rouges du schéma) réunit les divers éléments moteurs dont le groupement mimique, phonétique, graphique, doit, par l'intermédiaire de l'appareil moteur périphérique, reproduire le signe ou le traduire en signes équivalents.

Tel est le langage réflexe, langage mimique le plus souvent, mais qui peut quelquefois s'élever jusqu'à la parole sans cesser pour cela d'être automatique et par conséquent réflexe.

Or, à ce complexus d'opérations peut venir s'en ajouter à un autre. La sensation verbale, auditive, visuelle ou motrice, collectée en son centre propre, est transmise de là à un centre supérieur ou psychique; elle y rencontre les réserves de la mémoire et les élucubrations de l'imagination, et, à ce contact, s'affirme la valeur symbolique des signes ou sensations perçus. Ces éléments mnémoniques et imaginatifs peuvent même se passer de l'incitation sensorielle, pour mettre en jeu le langage; ils peuvent puiser dans leur propre fonds l'objet de son expression.

Nous verrons plus tard qu'à l'ordre réflexe et à l'ordre psychique superposés, doit s'ajouter encore un étage supérieur. Que ces graduations dans la complexité et la perfection des fonctions du langage soient le résultat d'une harmonie créatrice ou le fait d'une évolution graduelle et successive, c'est une question à réserver. Quoi qu'il en soit, on peut observer, dans les modes d'expression et de perception, une double série, de plus en plus compliquée à mesure qu'elle s'élève. Aux rangs inférieurs, on trouve la mimique, les mouvements des membres, les attitudes, les jeux de physionomie, qui sont des manifestations de plus en plus significatives à mesure qu'on s'élève dans l'animalité et dont l'exercice de la danse est une forme supérieure. Puis vient le cri, lequel n'est qu'un bruit sans notation possible, mais que le sens spécial de l'ouïe peut déjà recueillir. Au-dessus se place le chant, qui, consistant en tonalité et rythme, met en jeu l'audition et les sensations motrices ou kinesthétiques ; enfin, la parole est l'acte supérieur qui implique tout à la fois le ton, le rythme et le mouvement, et se perçoit par l'ouïe, mais peut s'apprécier aussi par la vue, d'après le mouvement des lèvres par exemple et au besoin par le tact. L'écriture serait un mode encore plus élevé de l'expression, impliquant la traduction de la parole en un signe matériel, et dont la trace permanente permet à l'homme de braver la distance et le temps, dans ses communications avec ses semblables.

Cette subordination des fonctions du langage répond à une subordination corrélative des centres cérébraux. Nous avons dit que les centres moteurs sont, vis-à-vis des centres sensoriels, dans une sorte de dépendance que manifestent les lois de leur développement et de leur activité fonctionnelle. On en pourrait dire autant probablement des centres psychiques. Et, cependant, cette subordination n'est pas soumise à une règle invariable, ou, du moins, il y a encore des faits qui semblent en contradiction avec elle.

J'ajouterai ici le *Tableau formulaire* du diagnostic de l'aphasie, c'est-à-dire le résumé de toutes les fonctions élémentaires qu'il importe d'interroger, pour établir nettement le diagnostic. Mon schéma permet de dresser facilement ce résumé :

AM. Parole réflexe ;
aAM.        Id.        après audition ;
aAE. Écriture réflexe après audition (dictée) ;
aAG. Mimique réflexe        id.

VE. Écriture réflexe ;
vVE. Copie réflexe d'un texte ;
vVM. Lecture réflexe id. ;
vVG. Traduction réflexe d'un texte en mimique.

KG. Mimique réflexe ;  
tKG. Traduction en mimique du geste ou du palper ;  
tKM. Mimique traduite en parole ;  
tKE.      Id.      en écriture.

  aAO. Parole entendue et comprise ;  
  OAM. Parole intelligente spontanée ;  
aAOAM. Parole entendue, comprise et réponse parlée ;  
aAOAE.    Id.      id.      id.   écrite ;  
aAOAG.    Id.      id.      id.   mimée.

vVO. Écriture comprise ;  
OVE. Écriture intelligente spontanée ;  
vVOVE. Écriture comprise et réponse écrite (copie intelli-  
       gente) ;  
vVOVM. Écriture comprise et traduite par la parole (lecture) ;  
vVOVG.     Id.      id.   par la mimique.

  tKO. Mimique comprise :  
  OKG. Mimique intelligente spontanée ;  
tKOKG. Mimique comprise et réponse mimée ;  
tKOKM.     Id.     traduite par la parole ;  
tKOKE.     Id.     id.   par l'écriture.

# CHAPITRE VI

## PATHOLOGIE GÉNÉRALE DU LANGAGE

Une fonction aussi complexe que celle du langage peut se trouver altérée ou troublée de bien des façons, et la pathogénie des troubles de la parole comporte des modes divers, mais dont l'analyse physiologique que nous venons de faire pourra bien souvent nous donner la clef. Les aphasies, en effet, ne sont pas à vrai dire des espèces distinctes (Grasset), mais des troubles portant sur des groupes variés des éléments constitutifs du langage.

Kussmaul, qui a multiplié les divisions et les variétés d'aphasie, leur a donné des noms distincts. La *paraphasie* est, pour lui, un des modes les plus légers de cette altération; il se caractérise surtout par la déplorable facilité avec laquelle le malade dit et prend un mot pour un autre. Il la distingue soigneusement de *l'acata-*

*phasie* ou *agrammatisme*, qui trahit plutôt un trouble psychique qu'un trouble aphasique à proprement parler, et consiste en des fautes de syntaxe plutôt qu'en des défaillances de langage. Il appelle *aphasie ataxique* celle dans laquelle le sujet, ayant conservé les sons et même les syllabes des mots, n'arrive pas à les grouper dans l'ordre convenable. C'est encore lui qui a séparé, sous le nom de *dysarthries*, les troubles de l'articulation, qu'il rapproche des *dyslalies*, du balbutiement, du bégayement, et de l'échappement des syllabes, et, sous le nom de *dysphasies*, les troubles de la diction proprement dite, parmi lesquels la *bradyphasie* ou lenteur de l'élocution. Les noms de *dyslogie* et *d'alogie* sont réservés aux troubles qui s'étendent jusqu'à la formation des pensées elles-mêmes. Enfin la *paragraphie* et la *paramimie* seraient les modes les plus légers de l'altération de l'écriture et de la mimique.

Nous pouvons donc dire, avec M. Falret, que l'aphasie est le trouble d'un appareil fonctionnel spécial à l'exercice du langage et que ce n'est nullement un trouble intellectuel. Que l'intelligence soit souvent altérée chez les aphasiques, comme l'a pensé Trousseau, c'est possible; nous verrons quelles sont les formes dans lesquelles elle est intéressée et dans quelles proportions; car, il est certain que, parfois du moins, elle n'y prend aucune part. Mais la variabilité même de cette participation nous démontre que l'aphasie n'est pas toujours au premier chef un trouble intellectuel.

Il est, dans les circonvolutions cérébrales avons-nous dit, des localisation spéciales aux divers modes d'expressions. phonétique, graphique ou mimique; nous en avons précisé la distinction. C'est au niveau du lobule de l'insula que sont groupés les centres de collection sensorielle et les centres de coordination motrice, qui prennent part à la compréhension et à l'exercice de la parole. Les altérations anatomiques de ces centres sont le plus souvent la cause des aphasies; mais on observe aussi nombre de cas dans lesquels une simple perturbation, ou suspension fonctionnelle, paraît suffire à les déterminer.

Les lésions du ramollissement et de l'ischémie cérébrale, celles qu'on rencontre le plus souvent. dans les cas d'aphasie persistante, se produisent avec un certain degré d'hémiplégie. Que l'hémorragie se produise par l'infiltration ou en foyer, qu'elle désorganise la pulpe de l'écorce cérébrale ou qu'elle la comprime fortement, l'aphasie peut résulter d'une semblable lésion. Ce que l'hémorragie peut produire par le mode de la compression, la congestion simple peut le produire aussi. Enfin l'ischémie cérébrale, qu'elle résulte d'une embolie ou d'une thrombose, peut amener une semblable suspension fonctionnelle dans le lobule de l'insula et dans ses circonvolutions, soit en les anémiant outre mesure, en cas d'obstruction vasculaire par exemple, soit par la congestion de voisinage dont l'ischémie s'accompagne toujours, soit surtout par les troubles destructeurs qui en résultent, lesquels déterminent si facilement, dans le parenchyme cérébral, le ramollissement et, à sa surface, un exsudat séreux plus ou moins aigu et plus ou moins limité.

En résumé, dit M. le professeur Proust, le symptôme aphasie indique, le plus souvent, un ramollissement siégeant dans la troisième circonvolution frontale de l'hémisphère gauche du cerveau, et ce ramollissement reconnaît aussi le plus souvent, pour cause, l'obstruction d'une des artères secondaires de la base du cerveau, l'artère sylvienne, par une embolie. Quant au point de départ de cette embolie, il consiste généralement dans une altération des valvules du cœur gauche ou du bulbe de l'aorte; végétations simples ou ulcérées, athérome, etc.

Du reste, il n'y a pas que les lésions anatomiques des centres qui altèrent ou suspendent leur fonctionnement; celles des cordons conducteurs qui relient les centres les uns aux autres peuvent aussi avoir le même effet : c'est ce qu'on a appelé les lésions de conductibilité, et, comme nous le verrons, elles produisent des variétés d'aphasie analogues à la lésion des centres, puisqu'elles interrompent les communications nécessaires pour que les centres manifestent leur activité.

Néanmoins ces aphasies, dites *de conductibilité*, se distinguent des aphasies par les lésions des centres, au moyen de certains caractères dont notre schéma donnera facilement la démonstration.

Enfin d'autres perturbations que les altérations anatomiques peuvent provoquer l'aphasie; celle-ci peut être purement fonctionnelle et se produire sans affection organique, mais par simple suspension fonctionnelle des centres ou de leurs conducteurs. C'est ce qu'on a observé dans certaines névroses, dans l'hystérie et surtout dans l'hystéro-épilepsie, ou dans le mal épileptoïde plus ou moins larvé. Quel que soit le mécanisme qu'on invoque pour expliquer ces faits, qu'il y ait dynamogénie ou inhibition, il est certain que l'aphasie peut se produire chez ces malades, qu'elle est chez eux le plus souvent passagère, qu'elle peut cesser et se reproduire avec une mobilité et une brusquerie qui excluent toute idée d'altération anatomique. D'ailleurs l'aphasie que j'appellerai expérimentale, celle qu'on peut provoquer par suggestion chez un sujet propice, prouve encore mieux qu'il y a des aphasies fonctionnelles. Les observations abondent et plusieurs ont été récemment publiées, qui ne peuvent laisser aucun doute à ce sujet. Le docteur Lautré en a réuni plusieurs exemples (*Gazette des hôpitaux*, 1888). On pourrait encore citer, à l'appui de ce thème, l'aphasie transitoire toxique (Dunoyer). Le docteur Edw. Dally rapporte (*Brain*, 1887) une observation curieuse d'accès récurrents d'aphasie transitoire chez un sujet frappé d'une hémiplégie droite.

En présence de ces faits, on est autorisé à

recourir encore à un autre mode d'explication, qui consiste à invoquer les centres restés intacts, soit ceux de voisinage, soit ceux de l'hémisphère opposé, comme susceptibles de suppléer à l'impuissance fonctionnelle de ceux qui sont altérés ou détruits. Ce passage de l'action des hémisphères cérébraux d'un côté à l'autre du corps, est possible et même démontré.

Brown-Sequard a communiqué à l'Académie des sciences (1888), à plusieurs reprises, le résultat de recherches expérimentales montrant que, sous l'influence de la gravitation, les centres appelés moteurs et les autres parties d'une moitié de l'encéphale peuvent déterminer des mouvements, non seulement dans la moitié du corps à laquelle ils correspondent, mais encore dans l'autre moitié et dans le corps tout entier, ce qui doit être rappelé quand il s'agit d'interpréter la question si délicate des suppléances cérébrales.

En un mot, l'aphasie peut résulter d'une lésion, traumatique ou non traumatique, peut-être même d'une altération congénitale, portant directement ou indirectement sur les centres nerveux préposés à l'exercice de la parole, ou sur les cordons qui réunissent ces centres entre eux; que cette lésion consiste d'ailleurs en une altération nutritive profonde du parenchyme nerveux, altération irritative ou dégénérative, ramollissement ou sclérose, ou bien qu'elle se rattache à une perturbation dans l'irrigation de ces centres (congestion, anémie ou ischémie, embolie ou thrombose) ou à toute autre cause de compression du parenchyme (obs. de Bremer et Carson); elle peut résulter enfin d'une irritation ou d'une paralysie indirecte provoquées par dynamogénie ou par inhibition, et dues à une lésion de voisinage, soit intra, soit extra-cérébrale, traumatique ou non, et située plus ou moins loin des centres nerveux.

Ces conditions pathogéniques peuvent expliquer comment l'aphasie peut se produire à la suite de lésions occupant de tout autres points du cerveau que les centres préposés à la parole. S'il est vrai que les lésions des lobes antérieurs déterminent plus fréquemment des troubles aphasiques que ne font les lésions des autres parties cérébrales (Kussmaul), si la troisième circonvolution frontale a une influence directe sur l'exercice de la parole, il n'est pas moins vrai, dit encore Kussmaul, que les lésions du lobe frontal et de la troisième circonvolution n'ont pas le privilège exclusif de déterminer l'aphasie. L'aphasie par lésion d'autres régions que le lobe frontal et l'insula est toujours une exception, ainsi qu'il apparaît par sa rareté, mais elle a été plusieurs fois observée. Peter, Meynert, Bernardt, Wernicke, Finkelburg, Cornil, Saint, Tripier, Kussmaul, Oppenheim, Lœwenfeld, Markowski, John Turner, S. West, Bernard, Ballet, Comby, en ont cité des exemples.

On peut encore consulter à ce sujet la thèse de Pascal (Th. de Bordeaux, 1890) sur le rôle de l'insula de Reil dans l'aphasie, un article de Raymond sur le lobule de l'insula et ses rapports avec l'aphasie (*Gazette des hôpitaux*, juin 1890). Allen Starr a analysé une cinquantaine de cas d'aphasie sensorielle, dans lesquels la circonvolution de Broca était intacte (*Brain*, juillet 1889). Telle est encore l'observation, rapportée par M. Luys, d'un cas d'aphasie totale, chez une femme de soixante et un ans, avec intégrité de la troisième circonvolution frontale gauche, mais chez laquelle on trouvait, au-dessous de cette circonvolution, un ancien foyer hémorrhagique avec des lésions atrophiques s'étendant dans la protubérance jusqu'au bulbe.

Il est évident que ces exceptions ne sauraient infirmer la régle générale, la plupart pouvant d'ailleurs être interprétées dans un sens favorable, et s'expliquer, conformément à cette règle, par un trouble fonctionnel de voisinage dont les troubles vasculaires, la compression, voire l'inhibition, donneraient suffisamment la clef.

Un problème qui a longtemps préoccupé les observateurs, c'est de savoir pourquoi l'aphasie est si fréquente dans les cas d'affection de l'hémisphère gauche du cerveau et si rare dans les cas de lésion de l'hémisphère droit. Sans doute, là encore, on cite des cas dans lesquels une hémiplégie gauche ou une lésion du cerveau droit ont coïncidé avec l'aphasie ; mais ces cas sont encore plus exceptionnels, à vrai dire. Je veux cependant signaler ici une observation de Dally (1882), une de Féré (1885), une de Wood (1889) ; je puis citer encore, entre autres, une observation assez complète de Byrom Bramswell dans laquelle est rapportée l'histoire d'un syphilitique, lequel, n'étant pas gaucher, a présenté les signes d'une cécité verbale, sans aphasie motrice et sans surdité verbale, mais avec une hémiplégie gauche. Il faut dire qu'il y avait en même temps une paralysie de la troisième paire, ce qui dénote l'existence de lésions multiples sinon très étendues.

Mais, quoiqu'il y en ait d'autres encore qu'on pourrait relever, ces faits n'en restent pas moins en nombre infime en regard des cas où l'aphasie coïncide avec l'hémiplégie droite et par conséquent avec une lésion du cerveau gauche.

Broca avait dès l'abord donné de ces faits la meilleure interprétation, bien que, de sa part, ce fût surtout une présomption : Les centres d'innervation du cerveau sont doubles pour toutes les opérations auxquelles ils président. Cependant la grande majorité des hommes sont droitiers, c'est-à-dire que, pour la plupart, sinon pour toutes les œuvres manuelles, ils exercent surtout, je dirai même presque exclusivement, la main droite et par conséquent le cerveau gauche. La plupart des hommes sont donc des parleurs droitiers, exerçant seulement, pour l'usage de cette fonction, le côté gauche du cerveau. Et, en effet, on a vu plusieurs fois la parole conservée chez des sujets droitiers, qui étaient cependant atteints d'une lésion du lobe cérébral droit. Les observations de Duval (cité par Broca), de Stewart, d'A. Voisin et autres, montrent bien qu'il en est ainsi. Les cas, bien rares d'ailleurs, opposés en apparence à cette interprétation, s'expliquent par l'intervention ci-dessus invoquée de l'inhibition ou de la dynamogénie, c'est-à-dire par l'action à distance des centres les uns sur les autres, ou encore par les suppléances de ces mêmes centres, ainsi qu'il résulte de la thèse de Parant et du travail de Kauders sur les suppléances cérébrales.

Simon, cité par Kussmaul, fait observer qu'on n'a jamais observé une destruction subite de la troisième circonvolution frontale gauche chez un droitier, sans aphasie. Par contre, les cas sont relativement nombreux dans lesquels l'aphasie a coïncidé avec une hémiplégie gauche chez les gauchers. Nous pouvons citer Halle White (1887).

Ceci nous semble bien suffisant pour justifier cette conclusion que, chez les droitiers, l'exercice de la parole est bien sous la dépendance de la troisième circonvolution frontale gauche.

En résumé, trois ordres de causes peuvent arriver à provoquer l'aphasie. Ce sont les altérations organiques du cerveau, traumatiques ou non, les affections nerveuses et les maladies générales ou les fièvres graves. Le mécanisme n'est sans doute pas le même dans ces divers modes, mais il s'explique toujours par une altération organique ou fonctionnelle des centres cérébraux affectés à l'exercice du langage.

Il nous reste maintenant à nous demander s'il y a, dans l'évolution de l'aphasie, un ordre à reconnaître dans le processus qui mène à la suppression de la parole et aussi dans la récupération de cette fonction, chez les aphasiques qui en ont été plus ou moins longtemps privés. A cette question, on peut répondre que ces processus de désintégration ou de récupération de la parole dépendent surtout du mode d'altération dont les centres ont été atteints et de l'ordre dans lequel leurs éléments ont été intéressés dans la lésion.

On peut citer comme type et fait démonstratif à ce sujet celui de MM. Starr et Mac Curney (*Brain*, 1891), dans lequel, à la suite d'une hémorrhagie traumatique due à la rupture d'une veine de la pie-mère, un caillot, comprimant la circonvolution de Broca et l'aire sensitivo-motrice de l'écorce, avait déterminé une hémiplégie droite avec aphasie. La trépanation permit l'enlèvement de ce caillot et détermina la guérison.

La marche de l'aphasie est donc tout entière subordonnée à celle de la lésion dont elle dépend. Dans nombre de cas d'ailleurs, il est difficile de dire si c'est à la restauration des centres qu'est dû le retour des fonctions, et quelle part il faut faire à la suppléance de l'hémisphère gauche par celui du côté droit. Celle-ci toutefois ne s'acquiert qu'après une certaine éducation. Les aphasies passagères sont le plus souvent purement fonctionnelles et se rattachent aux états névrosiques. Drozda en a assez bien indiqué le caractère, et MM. Serre et Lautré en ont rapporté de nombreux exemples. Enfin M. Dunoyer a traité, dans un article de la *Gazette médicale de Paris*, 1884, de l'aphasie transitoire de cause toxique et cité un cas dans lequel ce trouble a paru se lier à un empoisonnement par la santonine.

Il est évident que les aphasies ischémiques peuvent de même affecter une marche irrégulière, variant avec les modifications de l'ischémie elle-même.

Il ne manque pas de faits pour prouver que, le plus souvent, les aphasies légères ou les premières atteintes de la maladie consistent surtout en aphasies psychiques. Ce sont surtout les lacunes de la mémoire qui ouvrent la scène dans les cas d'altération nutritive des centres;

et les groupes fonctionnels les plus compliqués sont les premiers atteints.

Dans un article sur l'étude des troubles de la lecture, à propos d'un fait de dyslexie, Wissemberg rapporte un cas dans lequel les accidents ont débuté par l'impossibilité de lire les mots, alors que le sujet pouvait encore lire les lettres; plus tard cette impossibilité s'est étendue à la lecture des lettres et fut bientôt suivie de paraphasie, de paragraphie, d'aphasie proprement dite et enfin d'hémiplégie. La perte des noms propres précède celle des noms communs, comme dans les troubles de la mémoire, ce qui ne doit pas cependant nous faire confondre tous ces troubles avec de pures amnésies.

Il arrive que, longtemps après avoir été frappé d'aphasie, le sujet garde encore les expressions réflexes que l'usage ou l'éducation lui a rendues plus familières. Bien souvent le sujet frappé légèrement ne perd que l'usage des modes psychiques du langage et même l'un seulement de ces modes divers, à l'exclusion de tous les autres, qui restent à sa disposition.

Dans les cas où le sujet a été frappé tout d'un coup d'une aphasie totale, c'est par le retour des modes réflexes que la récupération du langage commence à se manifester chez lui. Dans ces conditions, on voit des malheureux retrouver d'abord, pour seul et unique mode d'expression, une interjection, un de ces monosyllabes qui constituent pour quelques malades comme un tic du langage; ou bien c'est un juron, ou toute autre locution simple, dont ils avaient auparavant l'habitude automatique. Ce n'est que plus tard, quand les associations fonctionnelles recommencent à devenir plus complexes, que les mots se multiplient dans le vocabulaire de l'aphasique et lui permettent un langage qui dépasse l'ordre réflexe, et peu à peu s'élève, à travers les combinaisons de l'ordre psychique, jusqu'au langage rationnel, c'est-à-dire jusqu'à la parole proprement dite.

Je pourrais citer un des premiers aphasiques que j'ai observés; c'était dans le service de Ch. de Saint-Laurent, dont j'étais l'interne, à Cochin : Un hémiplégique était couché, atteint d'aphasie totale, et peu à peu, les phénomènes s'atténuant, il se mit à répondre aux questions qu'on lui posait, en se servant d'un seul et unique juron qu'il répétait invariablement, n'ayant recouvré que ce mot. Après quelque temps, le chef de service lui fit, un matin, une verte réprimande sur l'inconvenance de cette expression. Le malade surpris resta d'abord hésitant, puis avec effort, et peu à peu, il retrouva d'autres mots, qu'il répéta d'abord en écholalie; puis son vocabulaire s'enrichit graduellement d'expressions qu'il arriva à dire spontanément; et il avait à peu près récupéré son langage quand il quitta l'hôpital.

Bernard rapporte dans sa thèse le cas d'un artiste qui rend compte en ces termes de l'état dans lequel il se trouvait et de la façon dont il recouvra la parole : « La compréhension de ce qu'on me disait était complète..., mon intelligence me parut intacte. Cependant, ayant eu en main un ustensile de ménage fort banal, la manière exacte d'en faire usage m'échappa. J'eus cependant assez de présence d'esprit pour me dire que le meilleur moyen pour que cette notion me revînt, était d'en user machinalement, sans y prêter la moindre attention; ce qui réussit fort bien. » C'est ainsi qu'on voit l'acte réflexe servant à la rééducation de l'acte volontaire.

L'aphasique qui ne l'est qu'incomplètement, peut guérir par la suppléance que peuvent se prêter les différents centres sensoriels : visuel, auditif ou moteur. Les sollicitations dont les malades sont l'objet peuvent ramener l'usage de la parole. Il y a des aphasiques qu'il suffit d'amorcer, pour ainsi dire, en leur donnant un premier mot ou même une première syllabe, pour qu'ils prononcent la phrase qu'ils veulent dire.

M. Chauffard, dans un des mémoires qu'il a publiés sur ce sujet, recommande de ne pas fatiguer le sujet aphasique de sollicitations trop vives à reprendre l'exercice de la parole. Et cette recommandation n'est pas vaine, comme le prouve l'exemple, cité par cet auteur, d'un malade chez lequel les accidents, au lieu de s'amender, parurent s'aggraver par le fait de tentatives réitérées. Il est donc bon de s'abstenir de sollicitations trop pressantes, pour exiger d'un aphasique un exercice de parole hors de proportions avec ce qu'il est capable de faire. Il y a là certainement une question de mesure à observer; l'éducation nouvelle que l'art peut exiger de l'aphasique est laborieuse pour lui, plus laborieuse peut-être que la première éducation, celle de l'enfance. Il importe donc de la graduer avec une sage lenteur, pour que des efforts intempestifs ne deviennent pas nuisibles. On commence par solliciter les puissances réflexes seules, en provoquant d'abord l'écholalie, la simple répétition, d'abord d'un seul mot, des mots les plus courts et les plus usuels surtout, puis de mots de plus en plus complexes, enfin en passant graduellement aux propositions les plus simples, puis en dernier lieu aux phrases compliquées.

On aura soin de provoquer surtout l'usage des modes d'expression qui sont restés à la disposition des malades; le mot écrit, et surtout la mimique qui le traduit, font souvent mieux, pour en rappeler l'idée dans le centre psychique, que le mot lui-même. Il faut faire écrire l'aphémique qui n'est pas agraphique et provoquer la mimique chez celui qui ne peut ni parler ni écrire. Sommer a rapporté une observation dans laquelle les souvenirs du langage furent éveillés par les mouvements volontaires, et où la suppression de ces mouvements entraînait l'amnésie verbale, ou du moins l'impossibilité de parler.

Enfin on aura soin que ces tentatives ne soient pas pratiquées à une époque trop rapprochée du début des accidents; mais, au contraire, on pourra les réitérer avec d'autant plus de sécurité qu'on s'éloignera davantage de l'attaque qui a occasionné l'aphasie, alors que l'exercice fonctionnel du centre altéré a de moins en moins de chance d'y réveiller une activité suceptible d'y provoquer de nouvelles lésions vasculaires ou même nutritives.

Fischer, dans sa thèse (Bordeaux, 1887), a ingénieusement étudié les modes selon lesquels s'opère le rappel de la parole chez les aphasiques. Dans la thèse de Bernard se trouve un cas d'aphasie, d'abord complète, qui marche peu à peu vers la guérison et finit par se limiter à l'impossibilité de pratiquer la lecture à haute voix. Levy rapporte un cas d'aphasie totale qui, après trois mois de durée, guérit subitement par le passage d'un courant faradique.

S'il est vrai qu'il existe beaucoup de formes curables de l'aphasie (Luys). on se tromperait, cependant, si l'on ne considérait pas l'aphasie comme un symptôme grave en lui-même, et souvent comme un premier indice d'une affection à rechutes, ou à marche progressive, du système nerveux central. Une observation de G. Paget

(1887) donne une idée de la marche irrégulière, mais fâcheuse néanmoins, que peut affecter l'aphasie : un sujet est frappé d'une première attaque de parésie droite passagère, avec aphasie temporaire; une seconde attaque d'hémiplégie gauche se produit sans aphasie; enfin, troisième attaque d'hémiplégie, à droite celle-ci, et avec aphasie définitive.

Tous les auteurs ont insisté sur les réserves qu'il convient d'apporter au pronostic, quant à l'intégrité ultérieure des aptitudes cérébrales, chez un sujet aphasique. Le langage est un mode de culture, en même temps qu'un mode de manifestation de ces aptitudes, et le sujet qui en est privé subit par cela même une grave perturbation dans l'exercice de ses fonctions intellectuelles. Cette perturbation sera d'ailleurs proportionnée à la multiplicité des modes d'expression intéressés par l'aphasie. Celui qui n'a perdu qu'un des trois grands modes de l'expression sera certainement moins touché que celui qui les a perdus tous ensemble.

D'autre part, les aphasies motrices qui ne suppriment que les modes d'expression extérieure du langage sont évidemment moins graves, pour l'intégrité des fonctions psychiques, que les aphasies sensorielles, qui, en annihilant la compréhension des signes, privent tout d'un coup le sujet d'un grand nombre des relations qu'il entretient avec le monde qui l'entoure. L'état d'asémie constitue une épreuve considérable pour l'intelligence. Et si ce sont les fonctions psychiques du langage qui sont altérées, si c'est la mémoire, si c'est l'imagination, l'état mental du sujet tombe, par ce fait même, on le conçoit, dans un état de réelle infériorité, comparable à l'enfance la plus dénuée.

Ceci nous explique comment l'aphasie a encore été étudiée d'un autre point de vue, je veux dire, du point de vue médico-légal. Ici surtout la distinction est importante entre les diverses variétés de l'aphasie; car, s'il est clair que l'aphasie motrice pure peut n'apporter qu'une entrave mécanique à l'exercice du langage et ne troubler que bien peu les processus psychiques, il est certain que l'aphasie sensorielle ne va pas sans déranger plus ou moins l'exercice de la parole intérieure et, par conséquent, sans altérer, dans une certaine mesure, la précision et la netteté des processus psychiques et des idées.

Legrand du Saulle s'est attaché à étudier ce

point de l'histoire de l'aphasie. Après avoir observé que, chez les aphasiques, il y a un certain degré de gêne et de perturbation intellectuelle, il remarque avec raison qu'il n'y a aucune proportion à établir entre le degré de l'aphasie et celui du trouble de l'intelligence. En effet, l'aphasie psychique, qui est loin d'être la plus absolue, mais qui implique un défaut de mémoire ou d'imagination, qui se complique presque toujours d'un état de dépression ou d'indifférence intellectuelle, qui se trahit par une impuissance remarquable de l'attention, se rattache à des facultés mentales plus ou moins altérées. Les rapports qu'un certain nombre de ces aphasies présentent avec les grandes névroses et en particulier avec les cécités psychiques, et avec les surdités psychiques de l'aliénation par exemple, ne permettent pas de douter que les aphasiques de cette catégorie ne soient des sujets gravement atteints dans leur intégrité mentale. Je citerai encore à ce sujet les travaux de MM. Estor, Magnan, Rousseau et Billod, dans lesquels a été étudiée cette dépendance de l'aphasie et de l'état mental. L'aphasie avec incohérence a été spécialement décrite par mon ami M. Magnan.

En un mot, les aphasiques qu'on observe le plus souvent sont ou des aphémiques, du type Bouillaud-Broca. comme on les appelle souvent, ou des aphasiques complexes, chez lesquels un plus ou moins grand nombre de centres sont intéressés ensemble, ou encore des aphasiques complets, et qui, soit par aliénation, soit par lésion étendue du cerveau, sont privés à la fois de toutes les fonctions du langage.

# CHAPITRE VII

## LES APHASIES MOTRICES

Sous ce titre d'aphasies motrices nous rangeons, non seulement celle qu'on peut appeler l'aphasie motrice proprement dite, la forme la plus anciennement et la mieux connue de toutes les variétés d'aphasie, l'impossibilité de traduire le langage en parole articulée, mais encore l'agraphie, ou impossibilité de traduire le langage par l'écriture, et aussi l'amimie, ou impossibilité de traduire le langage par la physionomie et par les gestes.

Il me paraît impossible tout à la fois de ne pas rapprocher de l'aphasie motrice les autres types d'altération motrice, qu'ils portent sur le langage écrit ou sur le langage mimique. D'autre part, l'importance du langage articulé dans l'exercice de la parole, donne incontestablement le premier rang à cette perturbation du langage et ne permet pas de la confondre avec celles qui suivent.

Les aphasies motrices sont provoquées par une altération des centres de coordination motrice verbale (centres rouges du schéma).

I. Aphémie ou aphasie motrice proprement dite. — *Lésion de M.* — L'expression d'aphasie motrice a été adoptée par Charcot, et consacrée couramment depuis lors, à la perte de la seule parole articulée : c'est la variété à laquelle Broca proposait de réserver le nom d'*aphémie*, que j'adopte pour elle; la *logoplégie*, de M. Magnan; l'*aphasie ataxique*, de Kussmaul. Pour éviter toute confusion, Charcot la spécifiait en ajoutant à son nom la qualification suivante : *type Bouillaud-Broca*. Nous préférons, on le comprend, d'après le plan de cette étude, conserver à cette variété, de beaucoup la plus fréquente, le nom d'*aphasie proprement dite*, et, s'il fallait la caractériser davantage, nous l'appellerions volontiers l'*aphasie aphémique*.

Le siège anatomique des lésions capables de provoquer l'aphasie aphémique, ou aphasie motrice proprement dite, est aujourd'hui bien connu; c'est celui qui a été découvert le premier, parmi tous ceux qui sont susceptibles de déterminer de l'aphasie : il occupe le pied de la troisième circonvolution frontale, au niveau et au-dessus de la scissure de Sylvius (voy. fig. x, M). C'est la lésion que Gall avait vaguement indiquée en plaçant l'organe de la parole dans les lobes frontaux, que précisèrent ensuite Bouillaud et Dax, et que Broca a nettement attribuée à la troisième circonvolution frontale gauche. Je ne relèverai pas les nombreuses discussions qui ont eu lieu à ce sujet et les faits plus ou moins exceptionnels qu'on a invoqués contre cette loi; on les trouvera résumés dans la thèse de Bernard. M. Brissaud a trouvé que cette localisation pouvait être reportée soit en arrière du sillon prérolandique, soit dans le cap. Il semble d'ailleurs que ces lésions varient de siège, plus dans leur partie superficielle que dans leur profondeur.

Pour ce qui est de notre schéma, l'aphémie s'explique nettement si l'on suppose une lésion du centre M, le centre des coordinations motrices de l'articulation verbale.

Supposons, en effet, ce centre M aboli ou assez altéré pour cesser ses fonctions; il est facile de se rendre compte, en lisant le schéma, des fonctions qui se trouvent abolies par cela même, et de celles qui sont encore possibles, dans l'exécution des divers modes du langage.

Fonctions abolies :

OAM. Traduction de l'idée par la parole (ordre psych.) ;

RÉFLEXE
aAM. Parole entendue et parlée ;
vVM. Écriture lue et parlée ;
tKM. Mimique perçue et parlée.

MIXTE
aAOAM. Parole entendue, comprise et parlée ;
vVOVM. Écriture lue,              id.
tKOKM. Mimique perçue,            id.

Toutes les fonctions qui impliquent pour être effectuées la participation du centre M sont ainsi abolies, selon le degré de la lésion dont le centre a été frappé. Les autres sont conservées.

Fonctions conservées :

OAG. Traduction de l'idée sonore par le geste ;

ORDRE PSYCHIQUE
OAE.        Id.        id.      par l'écriture ;
OKG.        Id.        motrice par la mimique ;
OKE.        Id.        id.      par le graphique ;
OVE.        Id.        visuelle par l'écriture ;
OVG.        Id.        id.      par la mimique.

aAO. Parole entendue et comprise ;
vVO. Écriture lue et comprise ;
tKO. Mimique comprise.

RÉFLEXE
aAE. Parole entendue et transcrite ;
aAG.        Id.        et mimée ;
vVE. Lecture et copie graphique ;
vVG.        Id.        et traduction mimique ;
tKE. Mimique traduite en graphique ;
tKG.        Id.        en gestes ;

$$\text{MIXTE} \begin{cases} \text{aAOAE. Parole entendue, comprise et transcrite;} \\ \text{aAOAG.} \qquad \text{Id.} \qquad\qquad \text{id.} \qquad \text{et mimée;} \\ \text{vVOVE. Écriture lue, comprise et transcrite;} \\ \text{vVOVG.} \qquad \text{Id.} \qquad\quad \text{id.} \qquad \text{et mimée;} \\ \text{tKOKG. Mimique comprise et traduite en gestes;} \\ \text{tKOKE.} \qquad \text{Id.} \qquad\qquad \text{id.} \quad \text{en graphique.} \end{cases}$$

Les faits abondent, qui prouvent la possibilité de voir la lésion occuper cette localisation du centre (M) de coordination motrice verbale, centre phémique, les autres centres restant intacts. Dans quelques observations, l'aphasie motrice étant totale, les malades gardent cependant une compréhension entière de ce qu'on leur dit, et, par une mimique expressive, ils rendent compte, et de la façon dont ils l'ont compris, et de ce qu'ils veulent y répondre, tout en s'étonnant beaucoup et même en s'impatientant fort de ne pouvoir le faire par la parole.

Beaucoup d'observations présentent le cas de malades chez lesquels l'impuissance de coordination motrice n'étant pas absolue ni totale, quelques expressions plus ou moins monosyllabiques sont encore possibles. Elles ont presque toujours le caractère de manifestations réflexes pures et se rattachent aux habitudes acquises par l'usage ou par l'éducation. M. Bernard rapporte, d'après

A. Daudet, que le poète Baudelaire, atteint d'aphasie, ne pouvait plus prononcer que ces mots : « Cré nom ! cré nom ! » J'ai cité moi-même plus haut un fait analogue.

C'est ici qu'il convient de noter les aphasies partielles qui présentent les analyses psycho-physiologiques les plus curieuses. Certains aphasiques ne perdent que quelques mots de leur vocabulaire ; ce sont généralement les noms propres qui se perdent les premiers, les noms de choses ensuite. Le verbe varie beaucoup selon les sujets. Mais ce qui résiste le plus à l'aphasie, ce sont, après les copules diverses, prépositions et autres, les qualificatifs.

Un malade, cité par Volland, devenu aphasique après une blessure de la tête, n'avait conservé que la faculté de compter.

Il y a des aphasiques qui ne gardent qu'une syllabe et la répètent automatiquement, quelle que soit l'idée qu'il veulent exprimer ; quelques-uns en sont comme obsédés : c'est ce qu'on a assez improprement appelé l' « intoxication du mot ».

Pour les malades qui possèdent plusieurs langues, l'aphasie peut porter inégalement sur chacune d'elles. La langue maternelle, selon

Ballet, serait habituellement la mieux conservée. Il en tire cette conclusion que c'est la mémoire verbale qui est surtout en jeu dans ces cas, conclusion qui ne me semble pas nécessaire, car les adaptations motrices des centres verbaux moteurs, effectuées dès l'enfance et cultivées de préférence aux autres, doivent être naturellement celles qui résistent le plus à la dislocation dont résulte l'aphasie motrice.

Cette même analyse se remarque pour ce qui est de l'exécution de la musique. On pourrait décrire une *amusie* motrice, comme une variété de l'aphasie motrice. Kast rapporte le fait significatif d'un jeune homme musicien qui, à la suite d'un traumatisme de la tête, était devenu incapable d'exécuter un air, en observant et les tons et les intervalles, et qui cependant pouvait lire ses notes, et de plus reconnaissait bien les notes fausses dans un morceau qu'on exécutait devant lui. Knoblauch a insisté sur les facultés musicales consécutives aux lésions cérébrales, et M. Blocq en a récemment résumé tous les caractères variables (1893).

Tous ces faits prouvent assez que la séparation bien nette des centres de coordination motrice d'avec les centres de collection sensorielle n'est pas un artifice du schéma, mais qu'il y a une distinction rationnelle, physiologique, à faire entre les deux; et que cette distinction est nettement prouvée par l'observation des cas pathologiques.

Comme exemple d'aphémie, je ne puis mieux faire que de donner ici un résumé de celui que Broca a rapporté et qui reste un type incomparable, devenu historique :

### OBSERVATION I.

Le sujet de cette observation, un nommé L...., était un pauvre épileptique hospitalisé à Bicêtre et que tout le monde de cet asile connaissait sous le nom de *Tan*, le seul monosyllabe qu'il pût prononcer. Cet homme, âgé de cinquante et un ans, était parfaitement valide et intelligent, ne différant d'un homme sain que par la perte du langage articulé. Il comprenait tout ce qu'on lui disait, avait même l'oreille fine, mais, à tout ce qu'on lui demandait, ne savait répondre que : « *Tan, tan* ». Il est vrai qu'il joignait à sa réponse des gestes variés et forts expressifs, au moyen desquels il réussissait à exprimer la plupart de ses idées. Aussi, quoiqu'il fût à Bicêtre, n'eut-on jamais la pensée de le faire passer dans la section des aliénés.

Il y avait déjà dix ans qu'il avait perdu la parole, lorsqu'il fut graduellement paralysé du bras droit. Peu à peu la paralysie gagna le membre inférieur du même côté, et, au bout de quatre ans, il dut s'aliter et succomba à un phlegmon diffus.

L'autopsie permit à Broca de constater un ramollissement confirmé de la deuxième et de la troisième circonvolution de l'étage supérieur du lobe frontal gauche.

On doit encore, parmi les sujets aphémiques, distinguer deux catégories de malades : ceux qui, impuissants à formuler un mot, paraissent plus ou moins indifférents à cette impuissance et ne s'en rendent qu'un compte imparfait. Chez ceux-ci, il ne s'agit pas certainement d'une aphasie motrice pure. Ceux-là, au contraire, paraissent être de purs moteurs, qui, devenus impuissants à prononcer le mot, s'en rendent parfaitement compte, s'en dépitent ou s'en alarment, font de vains efforts pour y arriver, et réussissent à y suppléer, en écrivant ou en mimant ce qu'ils ne peuvent dire.

On cite des cas, plus particuliers encore, dans lesquels la coordination motrice des mots, faisant défaut pour la parole, reste cependant, ou redevient possible, pour le chant. Grasset a cité le cas d'un officier qui, incapable de prononcer les mots *enfant* et *patrie*, chantait cependant avec une exactitude parfaite le premier couplet de la *Marseillaise*, en articulant ces mots à leur place dans ce couplet.

Pour bien établir qu'il y a là un simple défaut dans la coordination motrice verbale, il faut se ressouvenir que tous ces malades, d'une part, ont gardé toute la mobilité de leurs organes vocaux, de la langue et des lèvres, pour tout ce qui n'est pas l'exercice de la parole, et n'implique pas une coordination motrice spéciale à cet exercice, et, d'autre part, qu'ils ont conservé l'intégrité de leurs fonctions psychiques, la formule intérieure de l'idée, sans pouvoir l'exprimer en dehors.

L'aphémique incapable de dire un mot, protestera, si l'on cherche à lui susciter un autre mot, à la place de celui qu'il veut dire; et si, après en avoir énuméré plusieurs, on arrive au terme convenable, il arrêtera là l'énumération, en faisant comprendre que c'est bien là le mot qu'il convient d'adopter. Il arrive que l'aphémique, ne pouvant prononcer le mot, cherche par un autre signe à le faire comprendre. Une malade de M. Hanot, ne pouvant dire le mot *cheval*, imite alors le hennissement de cet animal. Un malade de Grasset, cité de même par Bernard, peut exécuter au piano un air de musique dont il ne peut dire le titre, ni les paroles, dont il ne peut même fredonner la mélodie.

Ces malades se séparent nettement des agraphiques, au moins pour quelques-uns, en ce qu'ils sont capables de lire l'écriture et même d'écrire eux-mêmes ce qu'ils ne peuvent dire, ni lire à haute voix. De même pour la mimique : ils comprennent la physionomie et le geste et peuvent s'exprimer par ce moyen. Et cela prouve une fois de plus que ce qui leur manque, c'est seulement la coordination motrice verbale, c'est le centre M.

II. Agraphie. — *Lésion de E.* — L'agraphie, c'est l'impuissance où l'on est de traduire le langage en caractères graphiques. L'agraphie motrice, la plus simple qu'on observe, se rattache à l'altération du centre (E) des coordinations motrices et graphiques. « L'agraphie est l'aphasie de la main », a dit Charcot; à ce titre, elle fait partie des aphasies motrices, et les cas pathologiques se sont chargés de nous montrer son indépendance.

Jusqu'à Gairdner, Trousseau, Jackson, on avait bien constaté que nombre de paralytiques écrivent aussi mal qu'ils parlent. Marcé avait reconnu et posé assez heureusement les termes du problème de l'agraphie, à laquelle, peu d'années après, Ogle donna ce nom. Ce qui contribua beaucoup à empêcher le progrès de se faire en ce sens, c'est que l'agraphie pure est des plus rares. Néanmoins les observations de Charcot et de Pitres ont mis le fait en lumière et, malgré l'avis opposé de M. Déjerine, il me semble difficile de douter de l'existence d'un centre graphique autonome. L'opinion de M. Déjerine, qui est aussi celle de Wernicke, suppose que l'acte d'écrire équivaut à copier les images optiques des lettres et des mots. Il me semble qu'il comporte quelque chose de plus, et comme collection sensorielle, et comme coordination motrice. La preuve en est qu'on a certainement observé des cas d'agraphie pure, sans la moindre cécité verbale (Charcot, Bernard).

Le professeur Pitres, par exemple, a bien montré que l'agraphie pouvait présenter des variétés diverses, suivant qu'elle est purement motrice, ou qu'elle se rattache indirectement à une lésion des centres sensoriels, soit à la surdité verbale, soit à la cécité verbale.

La lésion propre à l'agraphie, bien qu'elle n'ait été guère observée à l'état de pureté ou de simplicité, paraît être un peu au-dessus et en avant du siège de l'aphasie motrice, dans le pied de la deuxième circonvolution frontale (voy. fig. x, E). C'est là, dois-je dire, le siège vraisemblable de l'agraphie, selon Bernard. MM. Déjerine et Vialet ont produit à la Société de biologie un cas de cécité verbale avec agraphie, dans lequel la lésion occupait le pli courbe.

L'agraphie, c'est, avons-nous dit, la lésion du centre E de notre schéma. Voyons donc les actes que supprime la lésion de ce centre et ceux dont il permet la conservation.

Fonctions abolies :

OVE. Traduction de l'idée par l'écriture.

RÉFLEXE { vVE. Écriture lue et transcrite;
aAE. Parole entendue id.;
tKE. Mimique perçue id.

6

MIXTE
{ vVOVE. Écriture lue, comprise et transcrite;
aAOAE. Parole entendue, id.;
tKOKE. Mimique perçue, id.

En un mot, toutes les fonctions impliquant dans leur réalisation la participation du centre E sont altérées ou abolies; les autres sont conservées.

Fonctions conservées :

ORDRE PSYCHIQUE
{ OAM. Traduction de l'idée sonore par la parole;
OAG. Id. id. par la mimique;
OKM. Traduction de l'idée motrice par la parole;
OKG. Id. id. par la mimique;
OVM. Traduction de l'idée visuelle par la parole;
OVG. Id. id. par la mimique.

{ aAO. Parole entendue et comprise;
vVO. Écriture lue id.;
tKO. Mimique perçue id.

RÉFLEXE
{ aAG. Parole entendue et mimée;
aAM. Id. et répétée;
vVM. Écriture lue et parlée;
vVG. Écriture lue et mimée;
tKM. Mimique traduite en paroles;
tKG. Id. en gestes.

MIXTE
{ aAOAM. Parole entendue, comprise et répétée;
aAOAG. Id. id. et mimée;
vVOVM. Écriture lue, comprise et parlée;
vVOVG. Id. id. et mimée;
tKOKM. Mimique comprise et parlée;
tKOKG. Id. et mimée.

Telle est la situation des agraphiques purs. Le malade de Pitres est un négociant qui, atteint

d'hémiplégie droite, au moment de l'examen clinique, a conservé la parole, la faculté de lire à
haute voix l'écriture cursive ou imprimée, et
comprend très bien ce qu'il lit. Cependant si,
après lui avoir donné papier et crayon, on lui
demande d'écrire le mot *Bordeaux*, il paraît se
rendre compte mentalement des lettres qu'il lui
faudrait tracer pour cela, les épelle même, les
reconnaît au milieu des mots imprimés dans lesquels il les voit, mais ne peut les écrire, du
moins de la main droite. De la main gauche, en
effet, il parvient à tracer sans faute les caractères
voulus pour faire ce mot; et, en les regardant
attentivement, il parvient à les copier ou plutôt
à les tracer en tant que linéaments semblables à
ceux qui sont devant lui. Une simple lettre qu'il
montre et reconnaît pour ce qu'elle est, il ne
peut l'écrire de la main droite, et, s'il s'y essaie,
il ne trace sur le papier que des traits incohérents. C'est un véritable agraphique.

Telle est encore l'observation rapportée par
Charcot : Il s'agit d'un officier russe qui, après
avoir été hémiplégique et aphasique, était de-
meuré seulement agraphique. Cet homme, dont
l'intelligence était bien conservée, pouvait lire et

s'exprimer à haute voix dans les trois langues qu'il connaissait : le russe, l'allemand et le français; mais il lui était impossible d'écrire aucune de ces langues. « Quand disait-il, je fus affecté de la paralysie des doigts de la main droite, je pouvais écrire des phrases correctes quoique très imparfaites au point de vue de la calligraphie; aujourd'hui, que je ne suis plus paralysé, il m'est impossible de tracer un seul mot. » Cette observation, qui est intéressante sous bien des rapports, l'est notamment en ce qu'elle marque la différence qu'il y a entre la paralysie du mouvement commun et celle des centres moteurs de la parole : par là elle justifie, à elle seule, une distinction qui ne se comprend guère, si l'on n'a pas su reconnaître qu'il y a des centres spéciaux affectés à la coordination motrice verbale.

Dans ces deux observations, comme le remar_ que M. Ballet, on constate la conservation intacte de la faculté de lire, d'entendre et d'exercer la parole articulée, une intégrité de l'intelligence telle que les malades ont pu se rendre compte, d'eux-mêmes et avec une grande précision, du trouble apporté à leurs aptitudes graphiques : en un mot, toutes les formes du langage étant intactes, l'agraphie, au contraire, supprimant totalement la puissance d'écrire ce qu'on a gardé, la puissance de dire et même de lire. De tels faits prouvent donc incontestablement la légitimité de la distinction du centre de coordination motrice graphique, indépendamment des centres de collection sensorielle graphique et des centres psychiques.

L'agraphie, comme l'aphasie motrice, n'est pas toujours totale: il y a des agraphies partielles. Il y a des malades qui sont incapables d'écrire la moindre lettre et ne peuvent tracer que des lignes informes, d'autres arrivent à écrire des lettres séparées ou encore à coordonner des syllabes seulement, et, lorsqu'ils vont plus loin, ne mettent les uns au bout des autres que des mots informes et sans signification. Enfin il y a des agraphiques qui, incapables d'écrire les lettres, peuvent encore écrire les chiffres. Jolly rapporte le cas d'un agraphique qui ne pouvait écrire que les chiffres arabes. Bouillaud cite celui d'un musicien qui ne pouvait plus écrire que la musique qu'il composait lui-même. D'autres ont gardé la possibilité de tracer des figures de géométrie ou certaines figures de dessin. L'analyse des aptitudes graphiques se trouve ainsi fournie par la maladie, en raison des aptitudes antérieures des sujets, plus peut-être qu'en raison du caractère et du siège de la lésion cérébrale.

De même qu'il y a des aphasiques qui ont l'obsession d'un mot, monosyllabique le plus souvent, il y a des agraphiques qui ont l'obsession de la lettre (intoxication par la lettre de Gairdner); ou bien encore ils ajoutent à chaque mot qu'ils écrivent une ou plusieurs lettres, toujours les mêmes, formant un groupe sans aucune signification. On a donné divers noms à ces divers troubles : agraphie littérale, ou agraphie des lettres; agraphie verbale, ou agraphie des mots; Kussmaul a appelé *paragraphie* un trouble particulier dans lequel le malade peut écrire une phrase, mais substitue à quelqu'un des mots de cette phrase un autre mot, qui n'a, dans cette phrase, aucune signification.

Un fait qui a beaucoup frappé ceux qui l'ont observé les premiers, Buchwald entre autres, c'est que les sujets agraphiques qui s'appliquent à écrire de la main gauche, y travaillent en faisant à cet effet l'éducation de leur hémisphère cérébral droit, afin de suppléer à l'impuissance de l'hémisphère gauche; et plusieurs y réussissent. Mais ce qu'il y a d'étonnant dans cette rééducation, c'est que les lettres ainsi formées vont de droite à gauche, leurs angles et leurs convexités étant tournés du côté droit. En un mot, le malade écrit comme s'il copiait son écriture reproduite dans un miroir, et par conséquent, à l'inverse de ce qu'elle est quand elle est écrite de la main droite. C'est ce que Buchwald a, en effet, appelé du nom d'*écriture spéculaire* ou en miroir. On a cru d'abord que ce symptôme était une nouvelle manifestation de l'aphasie; mais il est bien reconnu aujourd'hui que beaucoup de sujets non aphasiques, se mettant à écrire de la main gauche, pour un motif quelconque, voire par suggestion, pratiquent aussi l'écriture plus ou moins renversée.

Le docteur Durand, qui a fait de ce singulier fait une étude approfondie, en donne une analyse physiologique, expérimentale et pathologique. Il remarque que, dans l'écriture de la main gauche, moins le cerveau entre en action et plus le sujet a tendance à écrire en miroir, et il conclut, très justement, que l'écriture en miroir, qui est l'écriture symétrique de l'écriture de la main droite relativement à l'axe du corps, est l'écriture physiologique de la main gauche, mais que, pour qu'elle se manifeste, il lui faut le plus souvent l'occasion d'un fait pathologique.

Le professeur Pitres (de Bordeaux) a rapporté une observation dont je crois bon de donner ici le résumé, comme un type d'agraphie motrice pure, observation d'autant plus intéressante qu'il est très rare d'observer l'agraphie motrice en dehors de toute autre perturbation aphasique, notamment sans aphémie. L'aphasie motrice, en effet, accompagne presque toujours l'agraphie, ce qui se comprend, étant données les relations fonctionnelles et aussi les relations de voisinage qui unissent les deux centres préposés à ces deux fonctions (voy. fig. x ).

## Observation II.

(Extrait de la *Revue de médecine*, novembre 1884.)

*Agraphie motrice pure persistante, chez un sujet syphilitique. Syphilis cérébrale grave.* — Léop. L..., négociant en vins, âgé de trente et un ans, atteint depuis dix ans de la syphilis, est

frappé, le 30 juillet 1882, d'une attaque d'hémiplégie droite qui se présente, en 1884, combinée à
une contraction permanente légère du membre
inférieur droit, tandis qu'il y a récupération
presque complète de la motilité et de la force
dans le membre supérieur du même côté droit.
Pas de paralysie faciale et pas d'aphasie. Hémianopsie droite toutefois.

M. L..., jouissant de toute son intelligence, ne
présente ni trouble de la parole, ni gêne de l'articulation des mots, peut lire à haute voix sans
hésitation, et aussi bien l'écriture cursive que les
caractères imprimés; mais il ne peut écrire de la
main droite. Aussi s'est-il exercé à écrire de la
main gauche, ce qu'il fait très lisiblement.

L'agraphie de M. L... est complète pour la main
droite. Assis à une table avec crayon et papier,
si on le prie d'écrire de la main droite le mot
*Bordeaux*, il ne peut y parvenir. Il prend le
crayon, le place bien entre ses doigts et le tient, en
apparence sans raideur et sans peine, mais ne
peut tracer aucune lettre. Il se rend cependant
parfaitement compte mentalement des caractères
qu'il faudrait tracer pour écrire le mot; il épelle
les lettres qui entrent dans sa composition, il les

nomme, les reconnaît et les montre imprimées dans un journal, mais il ne peut les écrire. « Je sais très bien, dit-il, comment s'écrit le mot *Bordeaux*, mais, quand je veux écrire de la main droite, je ne sais plus rien faire.

De la main gauche, M. L... écrit le mot facilement, lisiblement et sans faute; et, le mot une fois écrit, s'il reprend le crayon de la main droite, il arrive péniblement et en regardant à chaque instant les caractères du mot qu'il vient d'écrire de la main gauche à en retracer de la main droite les linéaments. Il peut donc copier ce qu'il ne peut écrire.

La même opération et la même difficulté se reproduisent s'il s'agit, non plus d'un mot, mais d'une seule lettre isolée. Le malade connaît la lettre L, il l'affirme et le prouve en la montrant là où elle se trouve dans une page d'impression ou d'écriture. Or, si on lui demande d'écrire cette lettre de la main droite, il prend le crayon et ne trace que des traits incohérents et ne rappelant en rien la forme générale de la lettre L. Il l'écrit, au contraire, facilement de la main gauche, et, quand il l'a sous les yeux, la recopie grossièrement de la main droite.

Les résultats de cette expérience ne varient pas, qu'il s'agisse de lettres quelconques ou même de chiffres. Et il n'est pas nécessaire que ce soit le malade lui-même qui ait écrit le mot de la main gauche, pour qu'il puisse le reproduire de la main droite. Il peut copier et reproduire de la main droite les mots qu'on lui montre imprimé ou écrits, mais avec cette singularité qu'il reproduit en écriture cursive ceux qui sont ainsi écrits, et en caractères analogues aux caractères d'imprimerie ceux qu'on lui montre sous cette dernière forme. Toutefois, avec la main droite, M. L... peut tracer une figure géométrique quelconque, voire dessiner un profil de figure humaine. C'est la forme graphique de l'expression verbale et cette forme seule qu'il ne peut plus tracer.

Il est évident, ajoute M. Pitres, que le malade n'a ni cécité, ni surdité verbales, pas d'aphasie sensorielle; il n'est pas moins prouvé qu'il n'a pas d'amnésie verbale, ni aucun trouble intellectuel capable d'entraîner l'agraphie, puisqu'il écrit de la main gauche. Il n'a pas non plus davantage de paralysie des muscles de l'extrémité supérieure, ni de la main, ni des doigts. C'est donc un cas de la plus pure agraphie motrice, et ses caractères rendent facile ce diagnostic.

En résumé, l'agraphie se distingue nettement de l'aphasie motrice, avec laquelle elle coïncide souvent ; souvent aussi la coïncidence, existant au premier moment, cesse ensuite, et les deux phénomènes se séparent, l'un disparaissant tandis que l'autre persiste. L'écriture représentant un mode d'expression un peu plus compliqué que la parole est aussi une fonction qui doit s'altérer plus facilement ; il est difficile d'affirmer qu'il en soit toujours ainsi. Quoi qu'il en soit, l'agraphie motrice est distincte des autres manifestations motrices ou sensitives que comporte l'exercice du langage, et aussi des modes psychiques de cette expression. Les faits démontrent que ce qui manque aux agraphiques purs, c'est seulement la coordination motrice graphique, c'est le centre E.

III. Amimie. — *Lésion de G.* — Je désigne sous ce nom l'impossibilité qu'on éprouve à traduire l'idée par le langage des gestes, autrement dit par la mimique. La mimique expressive est, en effet, un langage, c'est même un langage primitif et élémentaire, à la disposition de ceux qui n'en ont pas encore d'autres ou qui les ont perdus : c'est le langage des sourds-muets. Le jeu de la physionomie en est le principal élément; c'est sur l'expression du visage de son maître que se guide le chien, pour savoir s'il doit attendre une caresse ou redouter une correction. Les mouvements des membres prennent aussi une part importante à ce langage, et les mouvements de la main en particulier y jouent un rôle qui a valu au second doigt son nom d'*indicateur*. C'est d'ailleurs un mode d'expression qui s'unit le plus souvent aux autres, pour en renforcer la signification; mais parfois, à lui seul, il prend une telle puissance d'expression qu'on a pu le taxer d'éloquent. Un geste impérieux, un geste irrité, un geste amical, un geste éloquent : ce sont là des locutions qui prouvent à quelle portée le geste peut atteindre, dans la manifestation des idées et surtout dans la manifestation des impressions sensibles et des sentiments.

La mimique, dit Dally, est une langue qui a sa syntaxe, ses tournures composées et son étymologie. Ce qui le prouve encore, ce sont les cas pathologiques dans lesquels le malade, ayant perdu la aculté de s'exprimer par les autres modes visuels, ou auditifs, a gardé cependant les idées exactes et la faculté de les traduire par une mimique expressive.

Trousseau et Jaccoud ont rapporté des cas d'amimie qui, pour n'être pas purs de toute autre perturbation, n'en sont pas moins très significatifs.

Broca a décrit l'état fort curieux d'un malade qui, n'ayant plus à son service, du moins en fait de nom de nombre, que le mot *trois*, corrigeait, par un signe fait avec ses doigts, les erreurs que son langage borné lui faisait commettre.

Observation III.

« Depuis combien d'années êtes-vous à Bicêtre?

— Trois », répondait-il; mais en même temps il levait huit doigts, manifestant par là qu'il y avait en effet huit ans qu'il était dans ce service hospitalier.

« Combien avez-vous d'enfants?

— Trois », et il levait quatre doigts.

« Combien de garçons?

— Trois », et il levait deux doigts.

« Combien de filles?

Trois », et il levait encore deux doigts. Et le

nombre des doigts levés était la réponse exacte que sa parole ne pouvait traduire qu'erronée.

La mimique est, avons-nous dit, un mode de langage des plus élémentaires, des plus inférieurs; elle est le plus souvent ajoutée aux autres modes d'expression, comme un appoint destiné à leur donner plus de force; c'est ce qui nous explique comment l'amimie est bien plus rare et aussi bien plus difficile à observer que les autres modes d'expression. Mais, même en l'absence d'observations où l'amimie ait été observée seule, à l'exclusion de tout autre mode d'expression verbale et nettement distincte, les données physiologiques et psychologiques nous permettent d'indiquer ce que doit être l'*amimie motrice*; et notre schéma nous autorise à reconnaître quels troubles peut apporter dans le langage l'altération du centre nerveux qui doit présider aux coordinations motrices nécessaires à l'expression par le geste.

Nous avouons volontiers qu'aucune observation précise n'est encore venue démontrer la présence d'un ou plusieurs centres corticaux destinés à présider au geste et à la physionomie. Il est bien probable que les foyers qu'on a reconnus comme présidant à certains mouvements de la face et des membres et qu'on a nommés psycho-moteurs, sont eux-mêmes des centres de coordination motrice adaptés à divers usages fonctionnels et en particulier à la mimique.

En l'absence de lésions nettement attribuables à l'amimie, l'observation clinique a suffisamment reconnu des faits où ce trouble est incontestable. Hughlings Jackson avait observé un aphasique qui ne pouvait rien dire, ni par mots ni par signes, ni par grimaces. M. Magnan a cité un de ses malades aphasique et incapable de faire de la tête aucun signe négatif ou affirmatif. MM. Grasset et Lécorché ont rapporté des cas analogues. Trousseau a vu des aphasiques ne sachant plus ni rire, ni pleurer, incapables de modifier l'expression de leur physionomie.

Quoi qu'il en soit, il est parfaitement soutenable que l'écorce cérébrale renferme un ou plusieurs centres de coordination motrice mimique, dont les fonctions, peu distinctes et tout élémentaires, n'ont pas encore permis de préciser le siège. Nous donnerons donc, comme dans les chapitres précédents, le tableau des fonctions qui doivent être abolies et de celles qui doivent être conservées, dans le cas où ce centre serait altéré ou détruit.

Fonctions abolies :

OKG.  Traduction de l'idée par le geste (ordre psych.);

**RÉFLEXE**
- tKG. Mimique perçue et mimée;
- aAG. Parole entendue        id.;
- vVG. Écriture lue            id.

**MIXTE**
- tKOKG. Mimique perçue, comprise et mimée;
- aAOAG. Parole entendue          id.;
- vVOVG. Écriture lue             id.

Telles sont les données que le schéma nous permet de résumer et de formuler clairement, ainsi qu'on peut s'en convaincre en suivant ces indications sur le schéma lui-même.

Fonctions conservées :

**ORDRE PSYCHIQUE**
- OAM. Traduction de l'idée sonore par la parole;
- OAE.      Id.            id.      par l'écriture;
- OVM. Traduction de l'idée visuelle par la parole;
- OVE.      Id.            id.      par l'écriture;
- OKM. Traduction de l'idée motrice par la parole;
- OKE.      Id.            id.      par l'écriture.

- aAO. Parole entendue et comprise;
- vVO. Écriture lue et comprise;
- tKO. Geste perçu et compris.

**RÉFLEXE**
- aAM. Parole entendue et réponse ou répétition;
- aAE.      Id.        et transcription;
- vVE. Écriture lue et copie;
- vVM. Écriture lue à haute voix;
- tKM. Mimique perçue et traduite en paroles;
- tKE.      Id.        et transcrite.

7

$$\text{MIXTE}\ \begin{cases} \text{aAOAM. Parole entendue, comprise, et réponse parlée;} \\ \text{aAOAE.}\qquad\text{Id.}\qquad\qquad\text{id.}\qquad\qquad\text{id.}\quad\text{écrite;} \\ \text{vVOVE. Écriture lue,}\qquad\text{id.}\qquad\qquad\text{id.}\quad\text{écrite;} \\ \text{vVOVM.}\qquad\text{Id.}\qquad\qquad\text{id.}\quad\text{et parlée;} \\ \text{tKOKM. Mimique comprise et parlée;} \\ \text{tKOKE.}\qquad\text{Id.}\qquad\text{et écrite.} \end{cases}$$

Je n'ai pas ici d'autres exemples à citer, de cas où l'aphasie motrice s'est produite, à l'exclusion des autres modes du langage. Le mode moteur ou mimique est, en effet, le plus simple et comme la base des deux autres, et il est probable qu'il ne peut guère être altéré, sans que les deux autres soient plus ou moins profondément atteints. Je suis convaincu d'ailleurs que, en relisant avec attention quelques-unes des observations de paralysie psychomotrice, on en trouvera qui pourront être classées dans cette catégorie des aphasies par amimie ou lésion de G.

# CHAPITRE VIII



Nous venons de passer en revue les aphasies motrices, qui résultent d'une lésion des centres de coordination motrice verbale; nous avons à parler maintenant des aphasies dont la cause est dans une altération de ce que j'ai appelé les centres de collection sensorielle verbale (centres bleus du schéma).

Nous avons vu ce que sont ces centres dans l'exercice de la fonction verbale, et comment certaines formes de sensations sonores, visuelles ou motrices communes, sont réunies par des centres de collection, qui en perçoivent non seulement les caractères physiques communs, mais encore la valeur verbale particulière, le symbolisme, avons-nous dit.

Ces centres peuvent être altérés, et leur altération, et surtout leur destruction déterminent des altérations du langage qu'on a désignées sous le nom : de *surdité verbale*, s'il s'agit du centre auditif; de *cécité verbale*, s'il s'agit du centre visuel; d'*akinésie verbale*, s'il s'agit du centre de sensibilité motrice.

Les aphasies sensorielles ont sans doute plus d'importance que les aphasies motrices. Elles portent en tout cas une atteinte plus grave aux fonctions du langage, en ce qu'elles privent le sujet, de la possibilité de comprendre le langage d'autrui, bien qu'elles lui laissent, dans une certaine mesure, la faculté de s'exprimer ou de traduire les idées que son esprit peut concevoir. Et comme, le plus souvent, les centres de coordination motrice verbale sont plus ou moins intéressés en même temps que les centres sensoriels, on comprend quelle est la gravité de ces modes d'aphasie.

Ce fut Wernicke qui, d'après M. Ballet, décrivit le premier les aphasies sensorielles. Les noms de Kussmaul, de M. Magnan, de Legrand du Saulle et surtout de Charcot, doivent figurer dans ce court historique. C'est surtout dans les travaux récents de Kussmaul, Bernard et Ballet que ces formes sensorielles de l'aphasie ont été séparées nettement des formes motrices, et que leurs caractères ont été physiologiquement interprétés comme il convient. Wiglesworth a rapporté récemment (1886) un cas de cécité et de surdité verbales combinées, vrai type d'aphasie sensorielle.

I. SURDITÉ VERBALE. — *Lésion de A.* — On rencontre des sujets qui, le plus souvent, à la suite d'une attaque apoplectiforme suivie d'hémiplégie droite, restent dans l'impossibilité de comprendre ce qu'on leur dit. Ils entendent bien qu'on leur parle; le bruit de la parole de même que tous les autres bruits sont perçus par eux, mais à titre de bruit ou de son seulement, sans qu'ils puissent se rendre compte de la valeur verbale de ce qu'ils entendent. Beaucoup entendent bien qu'on leur parle, mais sans rien comprendre de ce qu'on leur dit. Une observation superficielle les a souvent fait prendre pour des sourds, ou pour des aliénés. Rostan cependant avait entrevu qu'il s'agissait là d'une surdité particulière, et Lordat, observant le fait sur lui-même, n'en avait pas beaucoup mieux dégagé la nature. Baillarger, puis de Trœltsch et Schmidt en ont marqué la singularité; mais Wernicke en a reconnu les caractères et la valeur. Depuis lors, le mémoire de Seppilli a affirmé davantage ces caractères, bien observés d'ailleurs dans le fait rapporté par M. Giraudeau.

Chez ces malades, en effet, l'organe de l'ouïe est intact: plusieurs peuvent lire et comprendre les questions qu'on leur adresse par écrit, ou dont on leur exprime le sens par gestes. Comme l'a dit Kussmaul, le malade affecté de surdité verbale est dans la situation où se trouverait une personne transportée au milieu d'un peuple parlant une langue inconnue d'elle-même. Il y a quelque chose cependant qui cloche dans cette comparaison; car une personne dans ces conditions entend bien que les gens qui l'entourent parlent et disent des mots dont elle ne comprend pas le sens, tandis que le sujet atteint d'aphasie sensorielle verbale, ou plus spécialement de surdité verbale, semble ne pas se douter ordinairement que ce qu'elle entend ait un sens symbolique et une signification.

Il est probable que le ton et la physionomie de celui qui les interroge suffisent à faire comprendre à ces malheureux que c'est bien un

interrogatoire qu'on leur pose, car plusieurs
s'efforcent d'y répondre; mais ils le font à tort
et à travers et de telle sorte que l'impossibilité
où ils sont de comprendre le sens de la question
posée ne saurait faire l'ombre d'un doute. La
malade de Schmidt, incapable de répondre juste
à une question quelconque, entendait cependant
les sonnettes et les distinguait à leur timbre.
C'était donc bien un cas de surdité exclusivement
verbale.

M. John Turner a publié récemment, dans le
*British medical Journal* (1885), une observation
bien démonstrative à cet égard. Il s'agit d'un
malade atteint de surdité verbale nettement
caractérisée, et chez lequel on trouva, comme
lésion anatomique, un ramollissement de la partie
postérieure de la première circonvolution temporo-sphénoïdale du cerveau gauche, avec une
certaine extension de la lésion aux circonvolutions
supramarginale et angulaire.

On sait aujourd'hui quel est le siège anatomique des altérations capables de provoquer
la surdité verbale. Elle dépend d'une lésion de
la première circonvolution temporo-sphénoïdale
gauche, fait que l'observation de M. Giraudeau et

une encore toute récente (1891) de M. Netter semblent bien établir : un peu au-dessus de la scissure de Sylvius, dans le point le plus reculé de cette scissure et au-dessous du foyer dont dépend la cécité verbale (voy. fig. x, A).

C'est, en effet, là le centre des collections sensorielles, dont l'assemblage est nécessaire pour constituer la valeur du mot articulé.

C'est la lésion du centre A du schéma, laquelle entraine les conséquences suivantes :

Fonctions abolies :

aAO. Parole entendue et comprise;

aAM. Parole entendue et réponse réflexe;
aAE.　　　　Id.　　　　et transcrite　id.;
aAG.　　　　Id.　　　　et mimique　id.

aAOAM. Parole entendue, comprise et réponse parlée;
aAOAE.　　　　Id.　　　　id.　　et réponse écrite;
aAOAG.　　　　Id.　　　　id.　　et réponse mimée.

OAM est suppléé par OKM ou OVM. La traduction de l'idée ne se fait plus par la forme auditive, mais par la forme visuelle ou mimique.

Ainsi qu'on vient de le voir, les collections ou images sensorielles peuvent se suppléer mutuellement dans les aphasies sensorielles, ce qui n'existe pas pour les aphasies motrices. L'image auditive d'un mot étant devenue impossible peut être remplacée par l'image visuelle de ce mot ou même par son image motrice. C'est même là la substitution qui s'effectue le plus facilement, l'inverse s'observant beaucoup plus rarement. C'est ainsi qu'on s'explique qu'un malade soit incapable de prononcer un mot s'il n'a ce mot écrit devant les yeux.

Fonctions conservées :

**ORDRE PSYCHIQUE**

| | | | |
|---|---|---|---|
| OVM. | Traduction de l'idée visuelle par la parole; |
| OKM. | Id. | motrice | id. |
| OVE. | Id. | visuelle par l'écriture; |
| OKE. | Id. | motrice | id. |
| OVG. | Id. | visuelle par le geste; |
| OKG. | Id. | motrice | id. |

**ORDRE RÉFLEXE**

| | | |
|---|---|---|
| vVM. | Écriture lue et parlée; |
| vVG. | Id. | et mimée; |
| vVE. | Id. | et transcrite; |
| tKM. | Mimique perçue et parlée; |
| tKG. | Id. | et mimée; |
| tKE. | Id. | et transcrite. |

**ORDRE MIXTE**

| | | | |
|---|---|---|---|
| vVOVE. | Écriture lue, comprise et transcrite; |
| vVOVG. | Id. | id. | et mimée; |
| vVOVM. | Id. | id. | et parlée; |
| tKOKM. | Mimique perçue, comprise et parlée; |
| tKOKG. | Id. | id. | et mimée; |
| tKOKE. | Id. | id. | et transcrite. |

On voit que les modes d'expression subsistent encore assez nombreux; mais les combinaisons fonctionnelles le plus souvent usitées étant celles qui sont supprimées, les malades ont de grands efforts à faire pour suppléer à celles qui leur manquent. Ils y réussissent en employant des associations fonctionnelles dont ils n'ont pas accoutumé de se servir. Aussi voit-on qu'on est obligé de leur répéter plusieurs fois la même question, pour les amener à une réponse sensée. Ainsi, le plus souvent, cet effort n'est possible qu'à la longue et quand l'insistance de la question a suffisamment provoqué chez le malade ce que l'attention et l'effort spontanés sont incapables de produire. Les observations rapportées par Wernicke, par Mlle Skwortzoff, par Seppilli, par MM. d'Heilly et Chantemesse en font foi. Dans l'observation de M. Giraudeau, la malade, à laquelle on demande son nom répond d'abord : « Que me dites-vous? » Puis : « Je ne vous comprends pas. » Et, la question étant répétée avec instance, elle donne enfin son nom exactement.

Ces malades sont capables de lire et d'écrire sans difficulté, capables encore de comprendre et d'exécuter les gestes de la mimique ordinaire; mais, il leur faut un véritable travail pour parler, et se passer des images auditives dont l'usage est le plus fréquent et le plus commun, et pour em-

prunter les images visuelles et les images motrices, et, par leur intermédiaire, actionner leur
centre verbal.

En un mot, comme l'a dit Kussmaul, dans la
surdité verbale, les idées ne correspondent plus à
leurs images vocales, si bien, qu'au lieu de mots
conformes au sens, surgissent des mots de sens
différents ou contraires, parfois même étranges
et incompréhensibles. Notre schéma permet de se
rendre facilement compte de ces diverses moda-
lités que présentent la surdité verbale et les aphasies sensorielles.

Y a-t-il des surdités verbales partielles, comme
il y a des aphasies motrices partielles? — Le fait
paraît probable sinon démontré. Plusieurs des
observations qu'on cite à ce sujet, se rapportent
plutôt à la suppléance des images sensorielles, et
s'expliquent mieux ainsi que par une conservation partielle du centre de collection sensorielle
altéré. Ce fait est possible cependant. Chez
quelques uns, polyglottes avant leur maladie, ne
persistent plus que les images auditives d'une
seule langue.

Faut-il rattacher à ces faits le suivant, cité par
Fränkel? On demande au patient : « Qu'est-ce

qu'une fourchette ? » Il répond qu'il ne comprend pas ce qu'on lui demande ; mais si on lui montre la fourchette en la nommant, il la reconnaît, semble aussi en reconnaître le nom et la nomme lui-même. — Or ce fait me paraît plutôt rentrer, comme ceux que je disais tout à l'heure, dans les cas où l'image visuelle vient suppléer l'image auditive ; il ne témoigne pas nécessairement de la régénération d'une image auditive imparfaite.

Il est cependant des surdités verbales spéciales qu'il ne faut pas méconnaître : celles des notes, par exemple. Dans plusieurs observations, il est noté que la surdité musicale coexistait avec la surdité des mots (obs. de Cantalamessa, par exemple). Dans une observation de Wernicke, avec la surdité verbale est notée la conservation de la perception des sons musicaux. Bernard se demande s'il n'y a pas des malades dont la surdité verbale serait limitée à leurs propres paroles ? mais il est difficile de répondre sans réserves à cette question.

Wernicke a dit que la surdité verbale est, de toutes les aphasies, celle qui guérit le plus facile-ment (Bernard) ; peut-être est-ce une de celles qui se montrent le plus souvent sous la dépendance des états névrosiques, et, par conséquent, ont une marche plus mobile et plus irrégulière. En tout cas, c'est à l'altération nerveuse qui cause l'aphasie et non à la modalité de ce syndrome, qu'il faut recourir pour établir le pronostic.

Je tiens à rapporter ici un cas de surdité verbale pure, ou tout au moins le résumé de l'observation que le docteur Sérieux a donnée sous ce titre, dans la *Revue de médecine* (août 1893). Ce fait, publié tout récemment, s'il n'a pas été, pendant toute la durée de la maladie du sujet, un exemple de pure surdité verbale, l'a été cependant à une certaine période de son évolution, et c'est à ce titre qu'il mérite de figurer ici comme un type, rare sans doute, mais d'autant plus précieux pour l'étude que nous poursuivons.

### Observation IV.

*Surdité verbale pure, d'abord partielle, puis complète. Absence de cécité verbale, d'aphasie motrice et d'agraphie.* — Désirée B...., veuve R...., âgée de cinquante et un ans, entre à l'asile de Vaucluse le 11 mars 1891;... a exercé le métier de piqueuse de bottines, puis de couturière; n'est pas gauchère.

Dès 1887, la fille de B... a remarqué que celle-ci avait de la difficulté à comprendre les paroles, bien qu'elle perçût les bruits; elle faisait répéter les mots, sans arriver parfois à en saisir le sens. Ces troubles allèrent en s'aggravant, et, en 1890, B... paraissait entendre le bruit des paroles, écoutait, mais ne comprenait pas....

Dès son entrée, B... se lamente avec volubilité, ne répond pas aux questions qu'on lui pose, continuant toujours son récit; on peut s'assurer toutefois que la mémoire et l'intelligence de la malade sont assez bien conservées, pour permettre une appréciation exacte des troubles du langage.

La compréhension du langage parlé est sinon complètement abolie, du moins très gravement compromise. Si l'on ne pose à B... que des questions banales — (Bonjour. — Comment allez-vous? — Tirez la langue) — réponses et actes sont parfois corrects. B... comprend, en effet, certains mots usuels et réussit alors à deviner la question d'après un seul mot. Mais si l'on pousse plus loin l'examen, on constate que B... ne comprend

pas la plupart des paroles qu'on lui adresse :
elle paraît alors complètement sourde et cependant l'audition des sons, et des paroles en tant que sons, est intacte.... Elle explique elle-même qu'elle entend bien les paroles qui lui sont adressées, mais qu'elle n'en peut comprendre le sens.

« En quelle année sommes-nous?

— Somme?... quelle somme?

— Vous avez été piqueuse de bottines?

— J'en ai une paire chez moi.

— Même question réitérée.

— Je ne comprends pas le mot que vous me dites....

— Prenez une épingle sur la pelote qui est sur la table.

— Je n'ai pas été à la pelote (l'acte n'est pas exécuté).

— Donnez-moi la main.

— Main?... Main?... (la question n'est pas comprise).

— La mémoire est-elle bonne?

— Armoire?... Je n'ai pas d'armoire. J'entends bien tout ce que vous me dites : Je ne suis pas sourde, mais je ne comprends pas.... »

A un interrogatoire ultérieur (1892) la malade répond ainsi :

« La santé est-elle meilleure?

— Aujourd'hui ça ne va pas bien.

— Les jambes sont-elles plus fortes?

— Je ne suis pas forte.

— Avez-vous bon appétit?

— J'ai pas faim.

— Où habitiez-vous, à Paris?

— A Paris.... Je suis de mon enfance à Paris.... Vous savez bien que je ne connais pas ce que vous dites.

— Même question réitérée.

— J'étais dans un magasin.

— Où habite votre demoiselle?

— Ma fille viendra dimanche.»

Cet interrogatoire montre, qu'à ce moment, la surdité verbale n'est pas encore complète et que certains mots réveillent l'idée à laquelle ils correspondent, ou encore, que certaines assonances réveillent l'idée de mots qui sont encore à peu près compris.

Cette malade a aussi présenté un certain degré d'amusie sensorielle, et, bien qu'elle perçoive les sons musicaux, il semble qu'elle les apprécie plus

encore comme bruits que comme sons distincts.
Les sons graves sont pour elle « comme le
tonnerre » et les sons aigus « comme une
cloche ». Elle reconnaît le clairon pour « une
musique de soldats »; pour le violon, elle ne peut
le nommer, mais se rappelle l'avoir entendu avec
agrément le 14 juillet; pour la flûte, même
lorsqu'elle exécute un air de valse « c'est de la
religion » et elle prend en l'entendant une
attitude dévote. Par exemple, elle est incapable de
reconnaître un air : *Au clair de la lune* est « une
marche funèbre »; *la Marseillaise* éveille chez
elle des idées graves et recueillies, et les airs les
plus gais sont pris pour des chants d'église.

N'y a-t-il pas là quelque chose qui dénote un
certain degré de surdité psychique? C'est possible.
Le fait est que la distinction entre certains sons
ainsi que leur interprétation sont souvent défec-
tueuses. Le chant des oiseaux est parfois confondu
avec des voix de femme, par exemple; mais ces
erreurs ne sont pas constantes, et le souvenir
est le plus souvent intact, comme on vient de le
voir. D'autre part, la malade n'est pas sourde;
ce qui lui manque, c'est la valeur verbale du
mot.

M. Sérieux donne une excellente idée de ce que furent les progrès de l'aphasie chez la malade, en transcrivant un texte qu'elle écrivit sous dictée à deux années de distance : *Il était tout plein de son succès, qu'il n'avait obtenu qu'à force de persévérance et de ruses.* Ce texte, dicté, est écrit ainsi qu'il suit, en 1891 : *Tout plein deux soncisce qui me fera tourner qua force Laférence deux loreuse.* Et, en 1893 : *Ledet boumat bonsou sequelle lomet contaud courses deusone deuse.* Il est facile, en comparant ces trois textes, de juger des progrès de la déchéance de l'écriture chez B....

L'examen de la parole répétée ne donne pas chez elle de résultats constants. Elle peut parfois répéter des mots qu'elle ne peut dire spontanément, et parfois elle ne le peut plus; il faut alors qu'elle voie ces mots écrits pour pouvoir les prononcer en les lisant.

B... peut lire, en effet. Ce n'est même que par ce moyen qu'on peut entrer en communication avec elle.

*Demande écrite.* — Où irez-vous en sortant d'ici?

*Réponse.* - J'irai chez moi, rue Courtilbe, 20.

*Question orale.* — Voulez-vous entrer à l'hôpital Lariboisière?

Réponse. — Qu'est-ce que c'est? Je suis du premier.... Je ne comprends plus rien.

*Même question écrite.* — B... comprend et répond : « Oui. »

Ainsi c'est par l'intermédiaire du centre verbal visuel qu'on arrive à se faire comprendre de la malade. Quand on veut lui faire deviner, voire répéter un mot difficile, B... s'en rend compte, et si l'on insiste : « Je ne le répéterai, dit-elle, que quand je l'aurai lu ; voilà mon caractère.... » Et elle lit, en effet, très bien, beaucoup mieux qu'elle ne parle spontanément.

Plus tard les défectuosités du langage s'accentuent de plus en plus, et la malade en arrive à l'aphasie psychique de plus en plus complète, avec amnésie et déchéance intellectuelle.

Mais, dans le cours de l'observation, il est facile de se convaincre qu'à un moment donné, la malade présenta un état de surdité verbale pure, sans cécité psychique et sans cécité verbale ; sans aphasie motrice et sans agraphie. C'est la sphère auditive verbale qui est en jeu ; non pas la surdité proprement dite, car l'ouïe est intacte, mais la surdité verbale qui, de partielle, peu à peu devient totale, et ne tarde pas à s'accompagner d'un degré plus ou moins avancé de surdité psychique.

II. Cécité verbale. — *Lésion de V.* — Un malade se présente. Le plus souvent, c'est à la suite d'une crise apoplectiforme; en tout cas, il n'offre aucun trouble de l'intelligence, entend et comprend parfaitement tout ce qu'on lui dit, y répond et parle lui-même avec toute facilité: mais il lui est impossible de lire un texte quelconque imprimé ou écrit. Dans un livre, il voit bien du noir et du blanc; comme le dit fort bien M. Bernard, il distingue la silhouette, la position relative, l'arrangement général des caractères, mais il lui est impossible de lire mots, syllabes ou lettres. Ce n'est pas impuissance de la vue, puisqu'il voit le dessin des caractères graphiques, et, bien que le sujet soit le plus souvent *hémianopsique*, c'est-à-dire qu'il ait perdu la vision dans la moitié droite du champ visuel, il n'est rien moins qu'aveugle, et cependant il ne peut lire. Alors même qu'il reconnaît qu'il y a sur le papier quelque chose d'écrit, il lui est impossible de le déchiffrer. Il y a plus, dans les cas où il a conservé la possibilité d'écrire, il lui est impossible de lire ce qu'il écrit. « J'écris, disait le malade de Charcot, comme si j'avais les yeux fermés et je ne puis lire ce que j'écris. » Il y a quelque chose de plus, puisque le malade voit les lignes qu'il trace, mais a cessé d'en comprendre la valeur. Ce sont les signes verbaux qu'il ne comprend plus, tandis qu'il continue à voir tous les objets qui se présentent à lui, peut jouer aux dames ou à tout autre jeu, comme l'avait remarqué Trousseau, et même déchiffrer des rébus (Ballet). Et ceci sépare les sujets atteints de cécité verbale de ceux qui sont atteints de cécité psychique, et sont incapables, non seulement de comprendre les signes verbaux, mais toute espèce de figure.

Tel est donc le trouble aphasique qu'on a justement appelé du nom de *cécité verbale*. Tel est le nom que lui a donné Kussmaul qui l'a le premier décrit. C'est depuis l'étude que Kussmaul a faite de cette variété d'aphasie qu'on a pu comprendre et interpréter certaines observations de Schmidt, de Hood, de Gendrin, y compris l'auto-observation de Lordat, dont on ne pouvait auparavant que signaler la singularité. Mais c'est encore à Charcot qu'on doit d'avoir tiré de cette interprétation ce qu'elle comporte de meilleur. Le docteur Hermann Wilbrand (de Wiesbaden) a montré. de son côté (1887), quelle est la valeur de la cécité verbale, en tant que symptôme de lésion en foyer. et quels rapports elle présente avec les diverses formes d'aphasie.

Une lésion anatomique spéciale, du moins par son siège. rend compte, en effet, de cette forme de trouble aphasique. On ne l'a guère observée à l'état de simplicité et à l'exclusion des autres formes. Cependant, cette année même (1893), MM. Déjerine et Vialet ont communiqué à la Société de biologie deux cas de cécité verbale, dont un de cécité verbale pure, avec intégrité du langage et de l'écriture spontanée ou dictée; et, dans ce dernier cas, la lésion siégeait un peu en dehors de la zone du langage, entre la zone du langage et le centre visuel cortical. D'ailleurs, en comparant entre eux les 8 à 10 cas dans lesquels on a pu observer assez nettement les lésions anatomiques, on arrive à localiser la lésion de la cécité verbale, sur l'hémisphère gauche, à la partie postérieure du lobule pariétal inférieur (voy. fig. x, V). au niveau du pli courbe, un peu au-dessus de la scissure de Sylvius, et aussi, par conséquent, du centre des collections auditives verbales.

En un mot, la lésion de la cécité verbale paraît siéger dans le lobule pariétal inférieur gauche. C'est le centre V de mon schéma, centre dont la suppression entraine les conséquences suivantes :

Fonctions abolies :

vVO. Écriture lue et comprise (ordre psychique) ;

RÉFLEXE
vVE. Écriture lue et copiée ;
vVM.       Id.      à haute voix ;
vVG.       Id.      avec mimique.

MIXTE
vVOVE. Écriture lue, comprise et transcrite ;
vVOVM.       Id.       id.       et parlée ;
vVOVG.       Id.       id.       et mimée.

OVE supprimé peut être suppléé par OAE ou OKE. La traduction de l'idée ne se fait plus par la forme visuelle, mais par la forme auditive ou par la forme mimique : ce qui explique comment ces malades, tout en ayant perdu la faculté de lire, peuvent encore écrire, au moins dans une certaine mesure ; il suffit pour cela que le centre des images auditives, ou au besoin celui des images motrices soient intacts, ce qui leur permet de suppléer le centre visuel détruit.

Les malades atteints de cécité verbale simple conservent toutes les autres fonctions.

Fonctions conservées :

**ORDRE PSYCHIQUE**

| | | | |
|---|---|---|---|
| OAM. | Traduction de l'idée auditive par la parole; |
| OKM. | Id. | motrice | id. |
| OAG. | Id. | auditive par la mimique; |
| OKG. | Id. | motrice | id. |
| OAE. | Id. | auditive par l'écriture; |
| OKE. | Id. | motrice | id. |

**ORDRE RÉFLEXE**

| | | | |
|---|---|---|---|
| aAM. | Parole entendue et parlée; |
| aAG. | Id. | et mimée; |
| aAE. | Id. | et transcrite; |
| tKM. | Mimique perçue et traduite en paroles; |
| tKG. | Id. | et mimée; |
| tKE. | Id. | et transcrite. |

**ORDRE MIXTE**

| | | | | |
|---|---|---|---|---|
| aAOAM. | Parole entendue, comprise et parlée; |
| aAOAG. | Id. | id. | et mimée; |
| aAOAE. | Id. | id. | et transcrite; |
| tKOKM. | Mimique perçue, comprise et parlée; |
| tKOKG. | Id. | id. | et mimée; |
| tKOKE. | Id. | id. | et transcrite. |

Les sujets frappés de cécité verbale sont, moins que les précédents, entravés dans l'usage des manifestations de leurs pensées et dans leurs relations sociales; et c'est ce qui les distingue des cérébraux, chez lesquels il y a cécité psychique des choses et des mots à la fois. Le malade de Charcot, par exemple, ayant conservé toutes les images verbales autres que les images visuelles, non seulement comprenait bien tout ce qu'on lui disait, mais répondait avec beaucoup de précision aux questions qui lui étaient posées et parlait même avec beaucoup de facilité. Toute lecture, par contre, lui était absolument impossible; et il ne pouvait écrire que difficilement ou imparfaitement, puisqu'il écrivait sans rien comprendre aux caractères qu'il traçait sur le papier.

Westphal et Mlle Skwortzoff ont noté des cas dans lesquels le malade, atteint de cécité verbale, parvient à lire, en s'efforçant de remplacer les images visuelles du mot par des images auditives ou motrices, autrement dit, tactiles : ce que je viens d'indiquer sur le schéma. Une de ces malades incapables de lire le graphique pouvait lire, par le toucher, un texte écrit au moyen de caractères en relief. Le malade de Westphal est plus curieux encore, en ce qu'il arrivait à écrire, en évoquant dans son esprit, ou en actionnant dans son cerveau, l'image motrice des mots qu'il voulait tracer. Ne pouvant plus évoquer l'image visuelle de ces mots, il reproduisait avec la main les mouvements nécessaires pour écrire le mot et n'avait plus alors qu'à traduire en graphique cette image motrice. Le trajet vVE était fermé chez lui, il prenait un détour et c'est le trajet tKE qu'il empruntait pour y suppléer. On voit, encore par cet exemple, combien mon schéma est tout à la fois simple et compréhensif.

Je ne saurais rapporter en entier l'observation si remarquable cependant du docteur Badal; on la trouvera tout entière dans la thèse du docteur Girault (Bordeaux, 1888). Je n'en rappellerai ici que le sommaire : « Alexie et agraphie par cécité verbale, hémianopsie inférieure avec trouble du sens de l'espace. »

Enfin il y a des cécités verbales partielles, comme il y a des surdités verbales partielles : On a observé des cécités de lettres, de syllabes, de mots, de certains mots, la cécité musicale, ou impossibilité de lire la musique, laquelle accompagnerait communément la cécité verbale (Ballet). Les caractères imprimés sont parfois lisibles encore, par des sujets qui ont cessé de lire l'écriture cursive, ou *vice versa*. Le sujet, dit plaisamment M. Bernard, regarde parfois les mots comme un candidat peu expert regarde les substances à reconnaître, dans un examen de sciences naturelles, les tournant et les retournant sous diverses inclinaisons, et à diverses distances; et, quand il lit un mot, c'est un peu au hasard, le plus souvent, d'après la physionomie générale du mot, plus que d'après son analyse littérale, et sans être assuré de l'exactitude de sa lecture.

Je ne sais si les supputations de chiffres empruntent moins souvent que celles de lettres le mode visuel, mais Bernard remarque que, dans les cas de cécité verbale, la cécité des chiffres est plus rare que ne l'est la surdité des chiffres dans la surdité verbale.

Un cas communiqué à la Société des médecins de la Charité de Berlin est remarquable, en ce que le sujet qui en fait l'objet était atteint d'une cécité verbale partielle, portant sur les lettres et aussi sur les couleurs, ce qui ferait suspecter un certain degré de cécité psychique. Frankl-Hochwart a rapporté 6 cas d'aphasies sensorielles, accompagnées toutes d'une altération variable des facultés musicales.

La cécité verbale peut guérir spontanément, ou bien les malades peuvent refaire leur éducation et apprendre à nouveau la lecture. Piorry a cité le cas d'un directeur de théâtre, Guaglino celui d'un notaire, Charcot celui de M. P..., et Bernard celui de M. M..., qui se sont remis à l'étude de la lecture et, non sans peine, ont pu réapprendre à lire. Mais les cas où ces essais ont échoué sont assez nombreux. J.-B. Charcot a même inventé un appareil destiné à évoquer les images motrices graphiques, chez les sujets atteints de cécité verbale, lequel appareil peut en même temps servir à démontrer l'existence distincte d'un centre graphique.

J'ai dit que beaucoup des sujets atteints de cécité verbale présentaient en même temps ce qu'on a nommé de l'hémianopsie, c'est-à-dire une modification du champ visuel, qui présente un rétrécissement, le plus souvent latéral, quelquefois concentrique, sans que l'examen ophtalmoscopique permette de découvrir aucune altération du fond de l'œil. La cécité verbale est d'ailleurs la forme d'aphasie qu'on peut rencontrer le plus souvent sans hémiplégie droite et sans paralysie périphérique, bien que ces deux syndromes, hémiplégie droite et cécité verbale, se rencontrent ensemble le plus fréquemment.

Sur ce point de l'hémianopsie, on lira avec fruit l'article publié par Cabibbo, dans lequel il étudie la valeur séméiologique de ce signe, dans ses rapports avec les lésions du cerveau (1888), et aussi l'article de Weeks résumé dans la *Revue des sciences médicales* (1892).

Comme exemple type de cécité verbale, je rappellerai l'observation qu'on trouve tout au long dans la thèse de Bernard (broch. in-8°, 1885) et dont je cite ici un extrait :

OBSERVATION V.

*Cécité verbale. Hémianopsie droite. Amélioration.* — M. H. P..., âgé de trente-cinq ans, est le chef et le propriétaire d'un établissement de mercerie. De culture intellectuelle moyenne, intelligent, actif, il a beaucoup à parler et à écrire; sa correspondance est nombreuse. Il lit souvent, à voix basse; mais rarement il ne lit que des yeux, et, le plus souvent, le mouvement de ses lèvres prononce les mots à mesure qu'il les lit.

Le 9 octobre, étant à la chasse, il tue par accident le chien de son ami, ce qui lui cause une profonde émotion; il reprend la chasse l'après-midi, et, au moment de tirer un lapin, il tombe à terre, paralysé du côté droit, dit-il, et, peu après, il perd connaissance. Depuis lors, ses sou venirs sont au moins très vagues, jusqu'au lendemain 10 octobre, où il s'éveille paralysé du bras et de la jambe du côté droit; en même temps, il bredouillait en parlant, disait un mot pour un autre, reconnaissait les personnes et les objets, mais sans les nommer, sans même pouvoir dire le nom de sa femme.

Quatre jours après, le mouvement revient peu à peu; le malade peut se lever, la jambe demeurant cependant plus paralysée que le bras. Au bout de quinze jours (le 28 octobre), il n'éprouvait plus guère de difficulté de la parole, disant seulement de temps en temps un mot pour un autre, et il pouvait écrire très lisiblement de la main droite. Il écrit, en effet, un ordre relatif à ses affaires, et, ne se souvenant plus du libellé de cet ordre, il veut le relire; il s'aperçoit alors qu'il est dans l'impossibilité absolue de relire sa propre écriture.

Ainsi, après disparition presque complète de l'hémiplégie et de l'aphasie, l'alexie se manifeste; bien que le malade ait conservé intacte la faculté d'écrire, il ne peut lire, pas même lire la lettre qu'il vient d'écrire. Il ne peut pas plus lire les pages d'un livre imprimé. Enfin le malade s'aperçoit, en jouant au billard, qu'il ne voit que la moitié du tapis vert, la moitié de la bille, et cesse même de la voir quand elle entre dans la moitié droite du champ visuel, et cela sans qu'il y ait aucune modification de l'aspect ophtalmoscopique du fond de l'œil : ce qui trahit une hémianopsie droite homonyme.

L'intégrité de l'intelligence, d'une part; d'autre part, la liberté complète des mouvements de la langue, des lèvres et des mains, montrent que les seuls troubles qu'il présente appartiennent à la catégorie des signes verbaux. Le malade écrit sans doute, il écrit son nom et son adresse, il peut écrire une lettre, sans fautes notables d'orthographe, sans passer de mots; mais il écrit sans comprendre ce qu'il écrit. « J'écris, dit-il, comme si j'avais les yeux fermés, sans pouvoir lire ce que j'écris. » Et, de fait, il écrit aussi bien les yeux fermés.

En un mot, les notions fournies à ce malade par la vision, dans la lecture, sont insuffisantes à l'intelligence du texte; il peut cependant lire à l'aide d'un artifice, c'est à dire en exécutant la série des mouvements qui sont nécessaires à la représentation graphique des lettres et des mots.

C'est par cette représentation motrice de la lettre ou du mot qu'il peut arriver à les reconnaître. Le centre kinesthétique supplée alors à l'insuffisance du centre visuel. Il ne lit qu'en écrivant ou en traçant dans l'espace les lettres dont il ne sait plus reconnaître, par la vue, la forme graphique. Ce n'est donc pas là une alexie véritable, mais une impuissance de lire tenant à la cécité verbale, puisque la lecture devient possible, lorsque le sujet remplace l'écriture graphique par la mimique graphique.

L'amélioration qui se produisit ensuite chez ce malade est attribuable sans doute à l'éducation de plus en plus parfaite qu'il fit de ses centres kinesthétiques verbaux, par l'usage fonctionnel qu'il leur imposa; ce qui lui permit, après avoir déchiffré bien lentement les caractères écrits, de les lire presque couramment. Il est probable aussi, d'après la suite de l'observation, que son centre visuel verbal du côté droit, totalement impuissant tout d'abord à suppléer celui du côté gauche, s'est adapté peu à peu à cette fonction et en a permis, dans une certaine mesure, la récupération.

Cette même observation montre bien encore ce

que peut le centre kinesthétique verbale, pour
suppléer le centre visuel aboli ou réduit à l'impuissance. Le malade ne peut lire le mot qu'il
vient d'écrire, ou qu'on lui présente, écrit ou
imprimé; mais, avec le bout du doigt, il retrace
une à une les lettres qui constituent le mot et
arrive ainsi, non sans peine, à le lire. Ce sont les
notions fournies par le sens musculaire mis en
jeu, qui permettent au malade de formuler le mot
qu'il ne peut lire.

Et quand on lui présente une page d'impression, il fait cette curieuse remarque : « Je lis
moins bien l'imprimé que l'écriture, parce que,
pour l'écriture, il m'est facile de reproduire
mentalement la lettre avec la main droite, tandis que c'est beaucoup plus difficile pour les
caractères imprimés. » Jamais, en effet, il ne
s'était appliqué à tracer avec la main des
caractères imprimés, comme peut le faire un
peintre de lettres. Si on lui place les mains
derrière le dos, pour l'empêcher de tracer
dans l'espace la forme de ses lettres, on le
voit en tracer les contours avec l'index de la
main droite sur l'ongle du pouce de la main
gauche.

**III. Akinesthésie verbale.** — *Lésion de K.* — Je
ne puis que répéter ici ce que je disais à propos
de l'amimie, c'est-à-dire que la lésion du centre K
n'a pas encore été démontrée. L'akinesthésie
verbale, qui doit résulter d'une lésion de ce
centre de collection sensorielle, consisterait
dans l'impossibilité, pour le malade, de distinguer la valeur des gestes, celle des reproductions
mimiques et des jeux de physionomie, qui
prennent au langage une si grande part, alors
même qu'ils ne constituent pas eux-mêmes tout
le langage.

J'ai déjà dit comment le caractère élémentaire
et tout simple de ce langage le disposait moins
que les autres à subir les perturbations que nous
venons de décrire à leur sujet. L'akinesthésie
verbale, ou impuissance à comprendre la mimique, est encore difficile à apprécier pour un
autre motif : c'est qu'elle passe souvent ina-
perçue: les gens qui en sont atteints sont, le
plus souvent, confondus avec ceux qui souffrent
de troubles moteurs périphériques, et il est toujours délicat de les en distinguer; d'autant plus
que l'akinesthésie verbale est vouée à être plus
souvent une complication des autres modes de

l'aphasie, qu'à se présenter à l'état de simplicité.

Je ne fais aucune difficulté d'avouer qu'aucune observation précise n'a encore permis de reconnaître l'existence du centre de l'akinesthésie verbale et qu'aucune autopsie n'a montré de lésion qui lui soit propre. Je ne doute pas qu'on ne lui trouve quelque jour un siège, parmi les foyers psycho-sensoriels que l'écorce cérébrale parait réunir, non loin des foyers bien connus sous le nom de centres psycho-moteurs. Les éléments sensitifs, dont la réunion donne au sujet vivant la valeur mimique des gestes, doivent en effet constituer des centres de collections sensorielles motrices, analogues à ceux des collections auditives et visuelles : de là l'hypothèse que je présente comme telle, en attendant qu'elle devienne, s'il plaît à la physiologie, un fait démontrable.

Entre autres observations cliniques, qui me paraissent devoir se rapporter à cette variété d'aphasie, je citerai celle qui fut communiquée à la Société des médecins de la Charité de Berlin (1890), et qui révéla une aphasie tactile nettement caractérisée chez une cérébrale. Chez ce sujet, la vue et le son rappelaient aussitôt le nom de l'objet, par suppléance des centres auditif et visuel, singularité dont mon schéma rend bien compte.

Quoi qu'il en soit, je donne ici le tableau des fonctions qui doivent être abolies et de celles qui seraient conservées dans le cas où une lésion porterait exclusivement sur le centre de la collection sensorielle kinesthétique verbale.

### Fonctions abolies

OKG. Traduction de l'idée par le geste (ordre psych.);

|        |        |        |        |
|--------|--------|--------|--------|
| **RÉFLEXE** | tKG. Mimique perçue et mimée; | | |
| | tKM.       Id.       et parlée; | | |
| | tKE.       Id.       et transcrite. | | |
| **MIXTE** | tKOKG. Mimique perçue, comprise et mimée; | | |
| | tKOKM.     Id.     id.   et parlée; | | |
| | tKOKE.     Id.     id.   et transcrite. | | |

Le trajet OKM devenu impossible, par la lésion du centre K, pourrait être suppléé par les trajets OAM et OVM; la traduction de l'idée, ne pouvant pas se faire sous la forme mimique, pourrait encore se faire jour sous les formes auditives ou visuelles.

Fontions conservées :

<table>
<tr><td rowspan="6">ORDRE PSYCHIQUE</td><td>OAM.</td><td colspan="3">Traduction de l'idée auditive par la parole;</td></tr>
<tr><td>OVM.</td><td>Id.</td><td>visuelle</td><td>id.;</td></tr>
<tr><td>OAE.</td><td>Id.</td><td colspan="2">auditive par l'écriture;</td></tr>
<tr><td>OVE.</td><td>Id.</td><td>visuelle</td><td>id.;</td></tr>
<tr><td>OAG.</td><td>Id.</td><td colspan="2">auditive par le geste</td></tr>
<tr><td>OVG.</td><td>Id.</td><td>visuelle</td><td>id.</td></tr>
</table>

<table>
<tr><td rowspan="6">ORDRE RÉFLEXE</td><td>vVM.</td><td colspan="2">Écriture lue et parlée</td></tr>
<tr><td>vVE.</td><td>Id.</td><td>et transcrite;</td></tr>
<tr><td>vVG.</td><td>Id.</td><td>et mimée;</td></tr>
<tr><td>aAM.</td><td colspan="2">Parole entendue et parlée;</td></tr>
<tr><td>aAE.</td><td>Id.</td><td>et transcrite;</td></tr>
<tr><td>aAG.</td><td>Id.</td><td>et mimée.</td></tr>
</table>

<table>
<tr><td rowspan="6">ORDRE MIXTE</td><td>aAOAM.</td><td colspan="3">Parole entendue, comprise et parlée;</td></tr>
<tr><td>aAOAE.</td><td>Id.</td><td>id.</td><td>et transcrite;</td></tr>
<tr><td>aAOAG.</td><td>Id.</td><td>id.</td><td>et mimée;</td></tr>
<tr><td>vVOVE.</td><td colspan="3">Écriture lue, comprise et transcrite;</td></tr>
<tr><td>vVOVM.</td><td>Id.</td><td>id.</td><td>et parlée;</td></tr>
<tr><td>vVOVG.</td><td>Id.</td><td>id.</td><td>et mimée.</td></tr>
</table>

On voit, par ce tableau, que le sujet atteint d'aki-nesthésie verbale pure garderait à sa disposition les moyens de manifester et même de comprendre les modes les plus élevés et les plus ordinaires du langage : c'est ce qui diminue beaucoup l'importance clinique de cette forme d'aphasie. On peut se passer du geste pour correspondre avec ses semblables, quand on a pour cela la parole et l'écriture intactes.

Il n'en est pas moins vrai que, au point de vue

de la physiologie, ce mode de langage ne saurait être négligé; il est permis de penser que la pathologie arrivera probablement quelque jour à en reconnaître les défaillances et, par suite, à en mieux déterminer la valeur. Ce sont des jalons d'attente que je me contente de poser ici, en réservant l'avenir.

# CHAPITRE IX

## LES APHASIES PSYCHIQUES

(Lésion de O).

Nous avons étudié successivement la parole
réflexe et la parole psychique; puis les aphasies
dues à une lésion des centres réflexes de coordination motrice et de collection sensorielle; il
nous reste à étudier les aphasies dues à une altération des centres psychiques.

C'est, avons-nous dit déjà, l'élaboration des
centres psychiques qui permet d'attribuer au
langage son caractère symbolique; c'est aussi
cette élaboration qui permet de comprendre la
parole, en tant que signe, et de la proférer avec
la volonté de signifier quelque chose. Ceci implique un travail psychique de représentation,
dans lequel l'analyse découvre plusieurs actes
élémentaires, trahissant l'existence de plusieurs

aptitudes distinctes : l'aptitude à se représenter le signe dont les éléments centripètes sont réunis dans les centres de collection sensorielle, et l'aptitude à se représenter l'acte moteur dont les éléments centrifuges sont réunis dans les centres de coordination motrice. C'est le rôle de l'imagination.

Or l'imagination serait purement actuelle, si elle était réduite à apprécier les collections sensorielles et les coordinations motrices au moment où elles s'effectuent, et si elle n'en gardait pas la trace quelque part, dans un des nombreux départements de l'écorce cérébrale. Pour comprendre la valeur du signe verbal, et pour imprimer au signe verbal la valeur qui lui appartient, il est indispensable que la mémoire conserve la trace de ces représentations sensorielles et motrices que l'imagination crée pour ainsi dire, en présence de la sensation et du mouvement verbaux. Tel est, en effet, le substratum anatomique de la mémoire verbale.

C'est le lieu de ces fonctions supérieures de l'aminalité qui est figuré en O dans mon schéma, et dans lequel on trouve trois centres mnémoniques, $c$, $x$, $d$, qui sont les centres de la mémoire verbale, auditive, visuelle et motrice, et aussi trois centres de l'imagination, $c0$, $x0$, $d0$, distincts en tant qu'ils répondent aux images verbales, auditives, visuelles et motrices, mais s'unissant en $0$ en raison de l'unité du sujet.

La part que la mémoire prend à l'exercice de la parole et du langage en général a été reconnue, sinon exagérée, par tous les auteurs qui se sont récemment occupés de l'aphasie. Au risque de faire cette part trop large, comme nous le dirons plus loin, on a décrit comme des amnésies plusieurs des formes que nous venons de passer en revue. Il n'en est pas moins exact qu'il y a des amnésies verbales; les observations sont assez nombreuses dans lesquelles les malades ont perdu le souvenir de la valeur symbolique des signes, aussi bien pour les comprendre que pour exprimer ce qu'ils veulent dire. Chacun des trois modes auditif, visuel ou kinesthétique, de la perception et de l'expression, posséderait ainsi sa mémoire spéciale; ce qui en ferait six variétés : il y aurait la mémoire auditive verbale et la mémoire motrice verbale; la mémoire visuelle verbale et la mémoire graphique; la mémoire kinesthétique verbale et la mémoire mimique. Et chacune de ces mémoires pourrait, à un moment donné, faire défaut isolément, ce qui constituerait autant de variétés d'amnésie, dont je n'ai pas besoin de reprendre le détail, et dont chacune correspondrait à un des six centres du schéma.

M. Ballet est un de ceux qui, à l'exemple de Charcot, ont donné le plus d'extension à cette manière de voir, dans l'interprétation des diverses aphasies. Il a considéré comme des amnésies la plupart, sinon toutes les formes que je viens de décrire. C'est un abus, qui n'empêche qu'il y ait des exemples d'aphasie par perte de la mémoire.

Ce qui est évident, c'est que, dans la plupart des cas d'aphasie, le malade cesse de pouvoir se servir de ces centres législateurs de la parole. Nous avons vu par quel mécanisme se produit alors chaque variété d'aphasie; or l'étude analytique de ce mécanisme ne nous a révélé qu'une chose, c'est la défaillance d'un centre de coordination motrice, ou celle d'un centre de collection sensorielle. Mais rien ne nous permet d'avancer que cette défaillance soit une perte de mémoire, une amnésie partielle. Nous voyons des sujets qui cessent de pouvoir grouper en un signe verbal les sensations auditives, visuelles ou motrices qu'ils continuent de percevoir; nous en voyons d'autres qui cessent de pouvoir grouper en coordination motrice une expression de leur pensée, tout en gardant la liberté de leurs mouvements; il y a donc là des phénomènes d'impuissance à collecter certaines sensations, ou à coordonner certains mouvements; mais j'avoue qu'il m'est impossible d'aller plus loin, et, qu'attribuer cette impuissance à une défaillance de la mémoire me paraît être absolument hypothétique. L'invention de mémoires spéciales à chacun de ces actes élémentaires me paraît multiplier les hypothèses sans nécessité et même sans profit pour la compréhension des faits. En un mot, je ne vois nul avantage à faire de toutes les aphasies des amnésies; et j'y vois un grand inconvénient, qui est de méconnaître ou de confondre avec toutes les autres une certaine catégorie de troubles de la parole, lesquels peuvent être légitimement rapportés à une défaillance de la mémoire proprement dite.

Une autre considération tendrait encore à le prouver : les troubles de soi-disant mémoires partielles s'observent souvent chez des sujets qui ne présentent aucune autre perturbation de la mémoire. Or, malgré l'indépendance que les localisations fonctionnelles permettent d'attribuer aux mémoires partielles, il n'en est pas moins vrai qu'on conçoit difficilement que la suppression de l'une d'entre elles ne réagisse pas sur les autres.

Enfin, quand nous voyons la moelle perdre, dans un de ses segments, les aptitudes des réflexes qui lui appartiennent, disons-nous qu'il y a une amnésie des centres médullaires correspondants? Non. Et cependant ce ne serait pas moins justifié d'appeler une amnésie ce trouble médullaire, que de faire une amnésie de l'aphasie sensorielle ou motrice.

Les centres sensoriels et moteurs ont leurs fonctions propres, que je crois avoir nettement déterminées; il faut chercher ailleurs, ou à côté, les centres psychiques de la mémoire et de l'imagination.

La difficulté vient de ce que le siège anatomique des aphasies par amnésie véritable n'a pas été, que je sache, déterminé par l'observation anatomo-pathologique. J'ai cependant cru pouvoir l'indiquer dans mon schéma : le centre de la mémoire auditive verbale est représenté en *c*; celui de la mémoire visuelle verbale en *d*; celui de la mémoire kinesthétique verbale est en *x*. La lésion de ces centres doit déterminer l'amnésie qui correspond à sa fonction, et, par suite, l'aphasie amnésique, visuelle auditive ou kinesthétique, ou, si l'on veut, *l'asémie*.

Je ne me dissimule pas ce qu'il y a d'hypothétique à classer ainsi les diverses formes de l'aphasie; du moins doit-on me rendre cette justice, que mon interprétation ne fait intervenir l'hypothèse qu'avec une réserve plus sévère, qu'elle la relègue dans un domaine plus restreint, si je puis ainsi dire, ne la produisant que pour combler les lacunes d'un ensemble dont les faits principaux sont irréfutablement démontrés.

Si les données anatomiques nous font ici défaut, si la physiologie elle-même perd un peu pied sur ce terrain, la clinique cependant nous permet d'avancer encore; elle nous autorise, en effet, à séparer nettement deux sortes de souvenir, ou plutôt de fonctions psychiques souvent confondues, autrement dit, de séparer le souvenir de l'imagination, en matière de langage.

M. Blocq, dans un récent mémoire, s'est efforcé

aussi très justement de séparer la mémoire motrice des mots du centre de coordination motrice; et il en donne, comme preuve, les cas dans lesquels le centre moteur continue à fonctionner d'une façon réflexe, alors qu'il est devenu incapable de répondre à ses autres excitants ordinaires, l'audition et la lecture.

Tous ces faits d'une délicate observation trouvent dans mon schéma une très simple interprétation. Ils se confirment donc mutuellement.

Wilbrand, dans une observation récente, sépare aussi le centre de mémoire optique du centre de perception optique.

Nous pouvons encore, à l'appui de notre thèse, citer les faits suivants : Le docteur Sigaud a publié, dans le *Progrès médical* (1887), une note sur un cas d'amnésie verbale visuelle, compliquée de ptosis et de nystagmus, mais dans lequel on n'observait ni surdité verbale, ni cécité verbale, ni aphasie motrice, ni agraphie. Ce cas n'est-il pas, à lui seul, une démonstration de ce que je viens de dire, sur la nécessité de séparer l'amnésie verbale des aphasies sensorielles ou motrices? Gonzalès et Verga, Lœwenfeld, concluent dans le même sens (1889).

Un petit mémoire du docteur Goix, ayant pour titre : *De la distinction de l'amnésie verbale et de l'aphasie sensorielle*[1], en fournit la preuve. L'auteur y rapporte le cas, aussi curieux que finement observé, d'une malade chez laquelle il put établir nettement cette distinction.

### OBSERVATION VI

(Extrait du *Journal des sciences médicales de Lille*).

*Accès d'amnésie verbale (aphasie psychique) chez une hystérique.* — Jeune fille de vingt-quatre ans, intelligente, sachant bien lire, écrire, parler le français. Elle présente des accidents nerveux sous forme d'accès de durée variable et à retours irréguliers, pendant lesquels elle devient tout à coup absolument incapable de comprendre ce qui est écrit ou imprimé. Cependant elle continue à pouvoir lire correctement à haute voix; c'est-à-dire qu'elle peut traduire l'écriture en paroles, mais elle ne sait plus quels objets ou quelles choses désignent les mots qu'elle a lus. On lui montre du doigt certain passage d'un journal :

1. *Journal des sciences médicales*. Lille, 24 février 1893.

elle le lit très bien, à haute voix, prononçant bien les mots et tenant compte de la ponctuation. On peut bien comprendre sa lecture, alors qu'elle-même n'a rien compris à ce qu'elle a lu. Elle aurait lu une page de latin, qu'elle n'en serait ni plus ni moins avancée. « Je ne sais pas ce que j'ai lu, observe-t-elle, je sais seulement que j'ai lu. Je puis voir, mais ne puis comprendre. »

Si l'on veut qu'elle réitère une phrase qu'elle vient de lire, elle ne le peut. Aussi, dans le but d'obvier à cet inconvénient, sérieux pour elle qui lit le journal à un vieillard, dans le but de ne pas se répéter, a-t-elle pris l'habitude de suivre du doigt les lignes qu'elle lit tout haut. Ce qui ne l'empêche pas encore de relire parfois une même phrase, au lieu de celle qu'on lui demande et qu'elle ne peut retrouver.

L'impuissance de comprendre existe, même pour un seul mot. Je lui indique du doigt les mots *engelure* et *traitement*. Elle les lit correctement à haute voix, mais demeure incapable d'en faire connaître le sens. Cette difficulté existe aussi bien pour les mots écrits en cursive que pour les mots imprimés. Alors même qu'elle répète un mot ou une phrase qu'elle vient de lire, elle le fait automatiquement (écholalie), sans pouvoir, malgré ses efforts, en pénétrer la signification.

J'écris, par exemple, le mot *encrier*. Le malade le lit très bien à haute voix.

« Quel mot venez-vous de lire, lui demandai-je?

— Encrier.

— Montrez-moi l'objet dont c'est le nom. » Elle ne le peut pas. Et cependant, dès que je lui présente mon encrier, elle le reconnait et l'appelle par son nom.

Le trouble morbide n'intéresse donc que la compréhension des mots écrits ou imprimés. La vision des objets est normale; tous sont reconnus et exactement dénommés.

La malade peut copier l'écriture, mais sans comprendre ce qu'elle copie. Elle peut écrire sous la dictée; elle peut même exprimer ses propres pensées, par l'écriture aussi bien que par la parole. Mais, qu'elle écrive spontanément, ou sous la dictée, ou d'après un modèle, elle est incapable de comprendre les mots qu'elle vient d'écrire. Elle ne peut corriger ses lettres.

Ces troubles surviennent sous forme d'accès qui durent presque toute la journée. Il est habituel de les voir disparaître le soir, vers cinq heures, en même temps qu'apparaît une poussée congestive vers la tête. La face devient rouge et chaude, pendant que le reste du corps est le siège d'une sensation de refroidissement, et que les doigts prennent une teinte bistre ou légèrement cyanosée. Lorsque cette poussée congestive de la face fait défaut, l'impossibilité de comprendre persiste. Le champ visuel est rétréci, surtout à gauche. Il n'y a pas d'hémianopsie.

Or le diagnostic de cette forme d'aphasie est assez délicat, elle peut être facilement confondue avec la cécité verbale. Mais ce qui est perdu dans la cécité verbale, ce n'est pas, à vrai dire, le souvenir de la *signification*, mais bien celui de la *forme* des mots écrits. Ce qui caractérise la cécité verbale, c'est l'impuissance, où se trouve le sujet qui en est atteint, à réunir en une collection sensorielle verbale les éléments de la sensation visuelle verbale. Aussi ces malades-là ne peuvent pas lire; ils sont atteints d'alexie, et, placés en face d'un texte, ils le regardent non seulement sans y rien comprendre, mais comme s'ils n'avaient jamais appris à lire. Tandis que cette aphasique psychique ne comprend rien à ce qu'elle lit, tout en gardant la possibilité de lire, de traduire l'écriture en paroles, comme elle lirait une langue étrangère : du latin, par exemple.

Je citerai les conclusions qui terminent l'intéressant mémoire du docteur Goix :

L'amnésie verbale visuelle se caractérise par l'impossibilité de comprendre la signification des mots écrits, avec conservation du pouvoir de lire, c'est-à-dire de traduire en paroles les mots écrits. Elle ne doit pas être confondue avec la cécité verbale, dans laquelle la lecture est aussi impossible que l'acte de comprendre.

L'amnésie verbale auditive se caractérise par l'impossibilité de comprendre la signification des mots parlés, avec conservation du pouvoir d'entendre et de répéter correctement les paroles. Elle ne doit pas être confondue avec la surdité verbale, dans laquelle la répétition des paroles entendues est aussi impossible que leur compréhension.

Je joindrai à ces conclusions celle-ci, qui les complète : L'amnésie verbale mimique se caractérise par l'impossibilité de comprendre la signification des mouvements ou des gestes mimés, avec conservation du pouvoir de saisir et de reproduire la mimique. Elle ne doit pas être confondue avec l'amimie, dans laquelle la répétition des gestes est aussi impossible que leur compréhension.

Que ce soit là la preuve qu'il y a deux sortes de mémoire, c'est ce que je ne saurais conclure; mais c'est bien la preuve qu'il y a lieu de distinguer entre ces deux sortes de trouble, l'un consistant dans l'impossibilité d'effectuer la coordination sensorielle verbale, l'autre, dans l'impuissance à se ressouvenir de la signification verbale des signes sensoriels.

Je ne saurais conclure toutefois, avec l'auteur, qu'il y ait là la preuve d'une distinction à faire entre l'imagination et la mémoire, dans l'exercice de la parole; mais c'est un point sur lequel je reviendrai à propos de la psychologie.

# CHAPITRE X



## APHASIES COMBINÉES

On désigne en Allemagne, sous le nom d'*aphasies de conductibilité*, certains troubles du langage
qui ne paraissent plus résulter de l'effacement
d'un groupe d'images ou de l'altération d'un
centre sensoriel ou moteur, mais bien de la rup·
ture des relations que ces centres entretiennent
entre eux, autrement dit, d'une altération portant
sur les conducteurs nerveux qui relient les centres
les uns avec les autres.

Plusieurs des observations citées à l'appui de
cette manière de voir sont pourtant susceptibles
d'une autre interprétation. Telle fut, par exemple,
la malade de Déjerine. Cette femme, est-il dit,
lisait sans comprendre, d'une façon réflexe,
comme si elle eût lu une langue étrangère, et

cependant son intelligence était conservée. La vue du mot réveillait les images visuelles verbales et l'acte réflexe de la lecture (AaM), sans réveiller l'idée de l'objet. Mais, pas plus que le malade de Fränkel, celui de Déjerine ne me paraît devoir être invoqué en faveur d'une lésion de conductibilité : il prouve bien plutôt une lésion des centres psychiques auxquels ces auteurs n'ont pas assez songé.

N'en est-il pas de même d'une forme d'aphasie de transmission pour la dénomination des couleurs, que M. Dax rapporte dans la *Revue d'ophtalmologie*, 1887.

Wernicke, Kussmaul, Lichtheim, ont plutôt considéré comme se rapportant à des lésions de conductibilité la paraphasie et la paragraphie, c'est-à-dire, selon Kussmaul, cette altération du langage dans laquelle les idées ne répondent plus à leurs images vocales, si bien, qu'au lieu de mots conformes au sens, surgissent des mots étrangers ou de sens contraires.

Wernicke a proposé le nom d'*alexie* sous-corticale, pour une variété d'aphasie dont il rapporte la lésion, au trajet qui unit un centre sensoriel avec le centre moteur phémique, soit par exemple entre le centre visuel verbal V et le centre de Broca M. Et il a bien vu que, dans ce cas, le centre auditif verbal A ou le centre kinesthétique K, restés en communication avec le centre M, pouvaient remplacer le centre V isolé et comme annihilé par la lésion.

Outre les *aphasies sous-corticales*, dans lesquelles la lésion porte sur les faisceaux qui tirent leur origine des centres corticaux, Wysmann a décrit des *aphasies infra-corticales*, dues à l'altération des faisceaux cortico-bulbaires, préposés à la transmission des mouvements et qui s'étendent jusqu'aux centres bulbaires de l'articulation des mots. Cette altération, en isolant les centres de l'articulation, dissocie les fonctions élémentaires de la parole et peut provoquer une sorte d'ataxie verbale.

Bernheim a rapporté (1891) aussi une observation intéressante, mais malheureusement un peu complexe : Le sujet était atteint d'aphasie motrice avec agraphie et, de plus, présentait une surdité psychique partielle, avec une amnésie auditive partielle. On trouva, à l'autopsie, un ramollissement de la troisième circonvolution frontale gauche, du quart inférieur des frontale et pariétale ascendantes, des lobules pariétaux supérieur et inférieur, et enfin de la première circonvolution temporo-sphénoïdale.

J'avoue que je ne trouve pas dans ces observations la preuve bien nette qu'il s'agisse d'une lésion de conductibilité, et non d'une lésion des centres que j'ai décrits. Le schéma que Lichtheim a construit à ce sujet est loin d'être irréprochable. Tout en le reproduisant, M. Ballet fait à son sujet ses réserves. Je les ferai plus larges encore, en ce qu'il est surtout incomplet. Il y décrit quatre formes d'aphasie de conductibilité. Or on doit admettre les suivantes :

Trois formes d'aphasie de conductibilité peuvent se montrer dans chacune des classes sensorio-motrices de l'aphasie. Les lésions portant sur aA, tK, vV, constituent trois formes d'aphasie sensorielle de conductibilité, qui équivalent presque, au point de vue de leurs symptômes, à celles où la lésion atteint les centres de collection sensorielle A, K, V, puisque les centres, sans être détruits, sont privés de tout apport sensitif. Toutefois, ce qui distingue ces aphasies de conductibilité des formes dites cécité verbale, surdité verbale et akinesthésie verbale, c'est que les centres de collection sensorielle étant intacts, la perception peut se faire par les voies sensorielles demeurées saines, et se réfléchir par ces centres intacts sur les trois centres de coordination motrice. Ceci constitue une première forme d'aphasie sensorielle de conductibilité.

Une seconde forme occuperait l'un des cordons qui unissent les centres de collection sensorielle aux centres de coordination motrice ; soit AM, VE ou KG. Ce sont des aphasies sensori-motrices, qui peuvent se distinguer des aphasies exclusivement sensorielles et des aphasies exclusivement motrices, par l'intégrité des centres eux-mêmes, lesquels permettent à la réflexion de se faire des uns sur les autres par les voies demeurées libres. La lésion de AM est celle que Wernicke a le premier décrite comme aphasie de conductibilité.

Une troisième forme de ces aphasies de conductibilité est celle qui porte sur les trajets allant des centres de collection sensorielle aux centres psychiques correspondants : ces trajets sont AO, VO, KO. Ces formes n'ont pas été observées d'une façon incontestable. Il est certain qu'elles doivent être bien difficilement séparées des aphasies psychiques proprement dites ; je ne saurais même indiquer encore le moyen de les en distinguer; il est bon d'attendre, pour cela, que l'observation les ait fait mieux connaître.

Les différentes formes de l'aphasie se présentent rarement à l'état d'isolement; le plus souvent on observe plusieurs formes réunies sur le même sujet: le fait se comprend anatomiquement. Il est bien rare qu'une lésion anatomique se borne exclusivement à l'un des centres, moteurs, sensoriels ou psychiques; le siège fort rapproché de ces différents centres explique combien il est facile que la lésion de l'un déborde sur les autres et les intéresse plusieurs à la fois. D'ailleurs l'unité fonctionnelle du cerveau et la délicate impressionnabilité de ces différents centres les exposent beaucoup à recevoir, par dynamogénie ou par inhibition, le contre-coup des influences qui, sans les atteindre directement, agissent sur ceux qui les avoisinent, et cela indépendamment des altérations qui, comme celles de la paralysie générale par exemple, peuvent intéresser une plus ou moins grande étendue de l'écorce cérébrale. Si les aphasies motrices sont celles qui se présentent le plus souvent à l'état simple, les aphasies sensorielles se compliquent le plus souvent d'aphasies motrices. Enfin les aphasies psychiques, qui sont peut-être les formes qu'on rencontre le plus fréquemment, sont aussi communément les plus compliquées et les plus difficiles à distinguer.

J'en dirai autant des aphasies sensorielles comparées les unes aux autres : les aphasies auditives et visuelles sont incontestablement les mieux connues, et celles qu'on rencontre le mieux à l'état d'isolement. L'aphasie mimique n'a guère été observée seule. Enfin, dit justement M. Bernard, quand plusieurs formes d'aphasie existent, elles ne sont jamais proportionnées les unes aux autres et n'offrent rien de corrélatif. Cette remarque, que Marcé avait déjà faite, est, de l'avis de ces auteurs, une preuve péremptoire en faveur de l'indépendance des diverses formes de l'aphasie, et, par conséquent, en faveur de la pluralité des centres cérébraux préposés à l'exercice du langage. Voyez, par exemple, l'observation du docteur Courtade (*Encéphale*, 1887), sur un cas d'aphasie caractérisé par l'aphémie, l'agraphie, la surdité verbale et un certain degré de cécité verbale, chez un syphilitique.

# CHAPITRE XI



Les troubles du langage, dans leur généralité, se rapportent à des causes qu'on peut diviser de la sorte : Il y a d'abord le nervosisme simple qui est le plus souvent une hérédité nerveuse; mais, dans ces conditions, ce qu'on observe surtout, ce sont des troubles dysphoniques de la parole, ou des troubles dans la formation des sons et dans l'articulation des mots (dyslalie ou dysarthrie). Le bégaiement en est le type principal, avec toutes ses variétés de bredouillement, d'achoppement syllabique, de parole scandée, etc. . Ce sont là des troubles purement périphériques, le plus souvent, et qui se séparent nettement des aphasies.

L'hystérie occasionne assez fréquemment le mutisme et plus rarement de légers troubles dysphasiques, que leur mobilité, leur variabilité, feront mieux connaître encore que la forme symptomatique qu'ils peuvent affecter. M. Natier vient de résumer les signes propres au mutisme hystérique, dans un très bon article de la *Revue de laryngologie* (1888).

MM. Ballet et Tissier ont communiqué à la Société médicale des hôpitaux (1889) un cas de bégaiement hystérique, à propos duquel ils ont étudié les rapports fréquents que présente ce trouble, avec un certain degré d'aphasie transitoire, et fait remarquer que, jusqu'ici, ce phénomène n'a été observé que dans l'hystérie mâle. Il se montre d'ailleurs avec des troubles moteurs de la langue, qui justifient ce que je viens de dire et facilitent le diagnostic.

Sandoz a rapporté plusieurs cas d'aphasie liée à la dyspepsie?

Pour ce qui est de l'aliénation mentale, on en peut dire autant : ce ne sont plus les aphasies périphériques qu'on constate chez les aliénés. Ce ne sont plus les paralysies motrices ou sensitives qui sont en jeu, ce sont des dyslogies ou des alogies, des troubles psychiques qui vont, depuis la lenteur de la parole jusqu'à l'impuissance plus ou moins volontaire, et traduisent un trouble intellectuel primordial. On peut s'en rendre compte, en parcourant le livre dans lequel ces troubles sont étudiés à fond par le docteur Seglas, ou encore un article de Wernicke intitulé *Aphasie et psychopathie* (1890).

L'épilepsie et toutes les manifestions nerveuses du mal caduc peuvent s'accompagner d'aphasies véritables, symptomatiques, bien que sans lésion anatomique appréciable; elles sont, le plus souvent, transitoires et en rapport avec l'attaque convulsive, qu'elles suivent généralement. Les phénomènes de l'attaque permettent de reconnaître facilement la cause de ces aphasies, sauf dans le cas de formes larvées ou frustes; mais, alors même, l'allure spéciale de l'aphasie ne laissera guère de doute sur sa nature.

Après les névroses, les intoxications, l'alcoolisme en tête, plus rarement le saturnisme, peuvent être des causes d'aphasie. Il faut y ajouter les infections aiguës ou chroniques, la syphilis, les fièvres graves, etc. Les conditions qui déterminent l'aphasie dans ces cas sont moins une influence directe de l'agent toxique sur les centres cérébraux, qu'une modification dans l'irrigation sanguine de ces centres, ou même le dépôt d'un produit morbide dans leur voisinage, ou au milieu de leurs propres éléments.

Mais les causes de beaucoup les plus fréquentes des troubles aphasiques, ce sont les lésions cérébrales elles-mêmes : hémorragies, embolies, tumeurs cérébrales diverses. De là la fréquence des cas dans lesquels l'aphasie accompagne l'hémiplégie, parfois même les attaques épileptiformes. Ces aphasies sont transitoires ou permanentes, mais elles sont surtout sujettes à rechutes ou à manifestations intermittentes. La migraine ophtalmique, les traumatismes cérébraux, notamment cette forme qui a été décrite sous le nom de commotion cérébrale, et celle aussi qu'on appelle le choc nerveux, sont encore des causes fréquentes d'aphasie dont le diagnostic sera d'ailleurs facile à poser.

Il est plus difficile de reconnaître la valeur séméiologique de certaines aphasies transitoires, qui se montrent parfois au début de la paralysie générale, avant tout autre symptôme significatif. Il suffit d'ailleurs d'être prévenu que cette éventualité, bien que rare, peut se rencontrer, pour que le médecin ne s'y laisse pas prendre. Un état d'aphasie vraie, si court et si léger qu'il

soit, motive toujours, en effet, de prudentes réserves; bientôt d'ailleurs les signes plus précis
de la méningo-encéphalite diffuse, tremblements,
troubles pupillaires, troubles, et surtout diminu-
tion de l'intelligence démasqueront la paralysie
générale.

L'aphasie permanente dénote une lésion cérébrale déterminée; une aphasie fixe avec hémiplégie droite, succédant à une attaque d'apoplexie,
ce qui est le cas le plus fréquent, et chez un sujet
cardiaque, ce qui n'est pas rare, doit être rapportée à une hémorragie cérébrale ou à un ramollissement, avec ou sans embolie ou thrombose.
MM. Blocq et Onanoff ont parfaitement résumé
ces divers caractères : Le ramollissement donne
lieu à une apoplexie plus passagère et moins
complète; les membres sont plus flasques, les
paralysies présentent quelques oscillations, les
troubles de la parole sont aussi moins inva-
riables. — L'hémorragie accompagne souvent
l'hypertrophie du cœur, et, dans ce cas, la tempé-
rature s'abaisse d'abord pour s'élever ensuite; elle
varie peu dans le ramollissement. Le ramollissement par embolie se rencontre chez des sujets
jeunes, qui ont eu des rhumatismes et gardent des

affections valvulaires du cœur; le ramollissement par thrombose va, au contraire, avec une dégénérescence athéromateuse plus ou moins généralisée.

Quand l'aphasie fixe et permanente s'est établie après avoir été précédée ou accompagnée de céphalées, avec vomissements et attaques épileptiformes, on doit la rattacher à une tumeur du cerveau, surtout si ces phénomènes se compliquent de quelques troubles oculaires.

Enfin j'ai indiqué déjà, à propos de la physiologie pathologique, comment l'évolution de l'aphasie se rattachait à la marche de la lésion sous la dépendance de laquelle elle s'est produite. Un sujet qui commence par présenter de l'aphasie motrice simple, laquelle se complique bientôt d'aphasie sensorielle, est un malade dont la lésion cérébrale trahit, par ces symptômes, sa marche progressivement envahissante.

# CHAPITRE XII



## APPLICATION PSYCHO-PHYSIOLOGIQUE

Le groupe des fonctions du langage est, sans contredit, un des plus intéressants à analyser; il offre, réunis dans un seul appareil, un échantillon des divers ordres d'actes élémentaires, qui, de la vie végétative, s'élevant, par les degrés de la vie animale, aux modes psychiques les plus élevés de l'animalité, atteignent jusqu'aux actes intellectuels qui les couronnent tous.

C'est une interprétation qui paraîtra suspecte à quelques-uns, que le langage et même la parole puissent se produire d'une façon réflexe, sans participation actuelle de l'intelligence et en vertu d'une accommodation organique préparée à l'avance. Et cependant, je l'ai montré déjà, au chapitre du langage réflexe; c'est un fait incontestable qu'il y a des cas où la parole s'exerce sans intervention d'aucun travail actuel de l'intelligence, d'une façon automatique et inconsciente.

Le langage, il est vrai, consiste à saisir le rapport qu'il y a entre un signe et une idée (Gratiolet, Dally) et à exprimer cette idée par ce signe. Cette duplicité de la fonction du langage, j'en ai fait plus haut ressortir l'importance et n'ai pas à y revenir; mais il est évident que le langage sera d'autant plus parfait que l'idée à exprimer sera plus nette, et que le signe chargé de la traduire s'adressera plus directement aux aptitudes les plus élevées de l'individu.

On comprend par là que la parole est le langage le plus puissant, parce qu'il est celui dans lequel le rapport du signe avec l'idée est le plus parfait. C'est le mode d'expression le plus significatif, et celui qui va le plus directement à l'intelligence de la personne à laquelle il s'adresse. Si éloquent qu'il soit, un geste ne vaudra jamais le mot propre, pour exprimer un objet ou une qualité. Pour ce qui est de l'écriture, si elle est supérieure à la parole, en ce qu'elle permet de conserver et de renouveler l'impression qu'elle traduit, elle lui est inférieure en ce sens, qu'elle ne met en jeu que des impressions visuelles et qu'elle manque totalement de la vie que la mimique ajoute au langage parlé. Elle est toutefois plus complexe que les deux autres modes d'expression, et ne vient qu'après eux dans l'ordre de l'éducation et de l'évolution.

Le langage est d'abord un acte réflexe, qui se développe du geste au cri, du cri à la parole, de la parole à l'écriture; de sorte qu'il y a une gradation qui s'élève, de la mimique au langage phémique et de celui-ci au langage graphique. J'appelle *phémique* le langage articulé que la plupart des auteurs appellent *phonétique*, parce que ce dernier mot ne traduit que le son de la parole et néglige l'articulation, laquelle en est cependant l'élément le plus essentiel, ainsi qu'il apparaît manifestement dans le chuchotement ou dans la parole prononcée à voix basse. Les animaux, par exemple, ont la voix plus ou moins sonore, mais ils n'ont pas, sauf exception qui, nous le verrons, n'infirme pas la règle, ils n'ont pas l'articulation.

### Parole réflexe.

La mimique d'une part, et, d'autre part, la faculté de percevoir la valeur des gestes et des jeux de la physionomie, constituent bien un des modes élémentaires du langage. On a désigné sous le nom d'apraxie, le trouble qui consiste à ne plus pouvoir apprécier la forme des objets à l'exclusion de toutes leurs autres qualités. C'est une variété de l'appréciation du sens de l'espace, et à ce titre, elle appartient aux déterminations motrices du langage ; elle est toute motrice et doit être appréciée, soit par le mouvement des sens spéciaux, soit par celui des appareils moteurs quels qu'ils soient.

Or la mimique s'observe souvent à l'état réflexe. Un geste de menace ou de défense sont souvent le résultat immédiat et non réfléchi d'une provocation, que la réflexion pourra conseiller, au contraire, de négliger ou de mépriser. Il en est de même, et encore plus évidemment, du cri qui succède à l'émotion physique, comme se produit, par le décliquetage, la détente d'un ressort. Les interjections passionnelles sont un langage de même ordre, qui marque la transition du langage à la parole. Il y a plus, Oppenheim le fait remarquer justement, la faculté de compter, de réciter en série, de moduler par le chant, constituent des formes rudimentaires de langage, lesquels peuvent s'effectuer le plus facilement par le mode automatique et réflexe.

La parole prend quelquefois le même caractère. C'est ainsi que parlent les animaux chez lesquels l'éducation parvient à créer cette aptitude; le perroquet est une sorte de machine réflexe qui répète, et parfois avec une certaine expression, ce que l'imitation lui a enseigné. C'est un automatisme vivant, chez lequel l'arrangement cellulaire des centres nerveux a pu s'organiser de telle sorte que des impressions sensitives déterminées, provoquent la détente de certains mots, plus ou moins heureusement appliqués.

Ce qui montre bien la différence de ce langage d'avec le langage intelligent et la part considérable qu'y joue l'élément moteur ou mimique, c'est ceci : En vous adressant à un animal familier, des mieux dressés, le chien par exemple, essayez de lui dire les plus douces choses; si vous les dites sur un ton quelque peu violent, il s'enfuira épouvanté; si, au contraire, prenant le ton plus doux, vous lui faites les plus graves reproches, il ne manifestera que de la joie et viendra vous flatter avec satisfaction.

L'animal n'est donc pas impuissant à comprendre les signes et les symboles; mais il ne saisit que ceux qui relèvent de la mimique, des gestes et du jeu de la physionomie. Il y obéit d'une façon réflexe, le plus souvent; il y a bien chez lui un langage, une aptitude à concevoir le rapport du signe à l'idée; mais de même que ce sont de pures idées sensibles, les signes qu'il a à sa disposition, pour s'en servir ou pour les comprendre, ne sont que des signes moteurs; et, le plus souvent, c'est par suite d'une adaptation purement réflexe, que se fait chez lui la réponse à ce qu'on cherche à lui faire entendre. C'est l'instinct d'imitation qui domine chez lui; et le meilleur moyen qu'on puisse prendre pour effectuer son éducation, c'est d'exécuter ou de faire exécuter devant lui, l'exercice qu'on veut lui faire répéter.

Si l'on observe encore comment l'enfant apprend à parler, ou, comme le dit Withney, comment chaque homme acquiert sa langue, on constate que l'enfant, tout d'abord, parle pour parler, sans chercher à rien signifier, sans savoir ce qu'il dit, comme il marche et s'agite, pour le plaisir d'agir et sans autre but. Ce sont des actes purement automatiques qu'il exécute alors, et les sons qu'il émet ne sont qu'une imitation plus ou moins réussie de ceux qu'il a entendus. Il parle d'une façon réflexe, automatique, sans même saisir la valeur du signe qu'il emploie.

Cette première opération, la plus simple de toutes celles qu'implique le langage, exige déjà une accommodation spéciale des centres nerveux, un foyer dans lequel les gestes perçus, avec leur vitesse, leur force, leur direction, leurs rapports, sont réunis en groupe et fondus en une sensation complexe, mais une cependant, et dont l'ensemble est perçu, sans que le sujet qui le perçoit n'y attache encore aucune signification; et quand le centre est ainsi formé, soit naturellement, soit par l'expérience ou par l'éducation, cette perception met en jeu un autre groupe de cellules nerveuses, qui s'adaptent, pour imiter le signe perçu, ou pour agir en conséquence, organiser les mouvements de fuite ou de défense si c'est une menace, s'approcher et flatter si c'est une caresse. Mais fuite ou défense, aussi bien que flatterie et caresse, constituent déjà une réponse qui ne nécessite aucune réflexion, et s'exécutent automatiquement, par le fait de l'accommodation des cellules nerveuses.

A ces premiers foyers s'en ajouteront d'autres : Les sons perçus avec leur hauteur, leur timbre, leur intensité, leurs modulations et leurs rapports, constituent un groupe d'impressions; celles-ci, réunies en un foyer spécial, se fondent en une nouvelle sensation, dont l'ensemble peut être perçu en soi, et sans que le sujet y attache encore aucune signification. Or, ce centre une fois formé, la perception peut s'étendre au delà et mettre en jeu un autre groupe de cellules nerveuses, qui s'adaptent, soit pour répéter le signe entendu, soit pour agir en conséquence. Mais déjà sur le terrain des sensations auditives, l'acte réflexe devient plus rare que dans le champ des actes moteurs et ne se traduit plus guère que par le cri : cri de joie, si l'impression auditive a été agréable; cri de plainte, si elle a été pénible; ou bien par l'imitation ou la répétition (écholalie).

Si nous passons à l'ordre visuel et aux impressions graphiques, nous aurons à constater de moins en moins de réflexes. L'éducation plus complexe des modes graphiques ne permet plus guère l'automatisme, si ce n'est par la force de l'habitude, et d'une habitude longuement acquise.

Le centre des impressions sensorielles graphiques, formé par l'éducation seule, finit par s'accorder avec un centre de coordination motrice correspondant; et il devient possible de voir le sujet lire et transcrire des pages entières, sans attention, sans conscience, automatiquement, à la façon d'un acte réflexe. L'enfant qui commence à écrire, copie ainsi ses bâtons et ses lettres, sans s'inquiéter aucunement de leur valeur symbolique. .

On voit quelle gradation se manifeste dans cet ordre des fonctions réflexes du langage. Ainsi on peut dire que l'animal, étant surtout doué d'activité réflexe, possède la mimique à un haut degré, mais qu'il ne parle guère qu'exceptionnellement et n'écrit jamais.

### Parole psychique.

Passons du langage réflexe au langage psychique. C'est celui par lequel le sujet s'exprime, en comprenant la valeur des signes qu'il emploie, celui par lequel il entend, voit ou perçoit le langage qu'on lui adresse, en saisissant la signification de ce qu'il perçoit, quelle que soit la forme de langage employée.

Il ne s'agit plus ici d'acte réflexe; une élaboration plus compliquée intervient, qui se traduit par l'attention, la réflexion, parfois par un certain jugement; et le mouvement qui en résulte est plus ou moins ralenti, mesuré, comprimé même, ce qui donne à l'expression la portée d'un acte supérieur à l'acte réflexe et que j'appelle psychique, pour le distinguer de l'acte vraiment intelligent.

Le langage mimique, contrôlé et dirigé par le psychisme, manifeste encore, sur ce nouveau terrain, son infériorité relativement aux autres modes d'expression, par ce fait qu'il est compris, du moins le plus souvent, par les animaux : j'entends les animaux supérieurs. Les gestes et les jeux de physionomie sont parfaitement saisis par le psychisme du chien; lui-même exprime, par ses mouvements et par sa voix, les impressions sensibles qu'il en ressent; et parfois, la réaction motrice ne se produit chez lui qu'après un moment d'hésitation et une sorte de jugement, qui témoigne clairement d'une élaboration psychique supérieure à l'acte réflexe.

Mais si nous passons de la mimique psychique au langage parlé de même ordre, nous voyons une nouvelle catégorie de fonctions qui échappent totalement à l'animalité : c'est la pratique de la parole comprise, c'est-à-dire, du langage traduit en signes vocaux articulés, et dont la signification, indépendante de tout acte moteur accessoire, est attachée intrinsèquement au mot prononcé : c'est là ce qui caractérise le symbolisme de la parole.

L'animal n'y peut plus rien prétendre. Son psychisme, qui lui permet de comprendre la signification symbolique du geste et des mouvements de la physionomie, est impuissant à lui faire entendre le sens des mots. Dites-lui tout ce que vous voudrez, pourvu que vous le disiez en supprimant tout geste et en effaçant tout jeu de physionomie, il n'y comprendra rien.

L'enfant lui-même ne deviendra capable de comprendre le langage phémique, qu'après une éducation particulière, qui constitue une phase nouvelle et distincte dans l'évolution de son langage.

A plus forte raison en sera-t-il ainsi de l'écriture. Écrire pour traduire en caractères graphiques dont le symbolisme, quelque conventionnel qu'il soit, est compris, c'est un acte propre à l'homme. Qu'il puisse, à la rigueur, l'exécuter automatiquement, quand son intelligence a suffisamment instruit ses organes, c'est ce que nous avons dit déjà. Mais ce n'est là qu'une conséquence indirecte des rapports du psychisme avec le réflexe, et l'écriture n'en demeure pas moins le langage le plus compliqué dans l'ordre psychique, celui que les animaux ne sauraient exécuter, et encore moins comprendre. Ceux d'entre eux qu'une éducation laborieuse a dressés à tracer quelques caractères graphiques (et le fait est rare) le font évidemment par pure imitation, et témoignent assez manifestement qu'ils sont incapables d'y rien comprendre.

Sans doute, les animaux supérieurs sont capables de mémoire et même, jusqu'à un certain point, doués d'imagination; mais, s'ils peuvent mettre cette mémoire et cette imagination au service de leur mimique, il leur est impossible de l'adapter au mécanisme de la parole, et encore moins à celui de l'écriture, alors même que ce mécanisme a été artificiellement organisé chez eux par l'éducation.

### Parole intelligente.

Quelle sera donc la caractéristique du langage intelligent ou de la parole proprement dite, laquelle est non seulement perçue et mimée, vue et écrite, entendue et parlée, non seulement comprise dans son symbolisme, sous toutes ses formes, motrice, phémique et graphique, mais encore capable de traduire une idée du domaine de l'intelligence, telles que les idées de généralisation et d'abstraction et les opérations intellectuelles proprement dites?

Les noms communs ont une signification générale, indépendante des objets particuliers auxquels on les applique, et se rapportent à cette faculté de l'intelligence qui est de percevoir l'universel sous le particulier. Le mot *arbre* ne vise pas tel ou tel arbre en particulier, mais convient à la généralité des arbres, quels qu'en soient l'espèce, le temps et le lieu. L'idée d'arbre, une fois conçue dans sa généralité, est, selon la remarque de Proust, revêtue d'une forme verbale par la parole intérieure, et puis produite au dehors par l'expression symbolique qui lui convient, ou qui lui a été attribuée.

Nombre d'auteurs ont pensé que la faculté de former des idées générales, était la seule qui séparât nettement l'homme des animaux (Muller); nous pouvons ajouter que la faculté d'exprimer

en signes verbaux ces idées générales, n'est pas
moins caractéristique. On peut même ajouter que,
sur ce terrain du langage, le domaine de l'animalité se précise encore davantage; car, si l'animal est incapable de formuler des idées générales
qu'il ne saurait avoir, il est de plus impuissant à
comprendre le symbolisme ou la signification de
la parole écrite, et même de la parole parlée, et
n'est capable que de juger des gestes et des mouvements de la physionomie. La graphique et la
phémique comprise lui sont absolument étran-
gères et la mimique seule est de son domaine.
N'est-ce pas pour cette raison, qu'il y a dans
ces trois modes d'expression de l'idée, une
progression qui s'élève graduellement du terrain de l'objet matériel et de l'acte physique, à
celui de l'acte psychique et jusqu'à l'acte intelligent?


## PAROLE INTÉRIEURE.


Aussi le passage de l'acte intellectuel à la
parole a-t-il toujours paru aux philosophes un
problème aussi attachant que profond; c'est ce
problème que l'hypothèse de la parole intérieure

est destinée à résoudre. On désigne sous ce nom une sorte de processus dans lequel l'idée, une fois conçue, passe d'abord par une formule intérieure avant d'être émise au dehors par le langage articulé.

Ainsi que je l'ai dit ailleurs, cette opération ou formule intérieure, intermédiaire à l'idée pure et à la parole prononcée, comporte un substratum organique, dont mon schéma permet de suivre le tracé. L'idée, partie des foyers de la mémoire et de l'imagination (O), et transmise par les filets nerveux, jusqu'aux centres de collection senso-rielle (A,K,V), subirait là une opération analogue à celle à laquelle sont soumises les impressions verbales reçues et apportées par les sens externes; et, à la faveur de ce groupement sensible, l'idée prendrait sa formule intérieure que l'intelligence juge et apprécie, sur laquelle elle opère, en un mot, avant de la produire au dehors.

Le processus de la parole intérieure va donc du centre psychique jusqu'aux centres de collec-tion sensorielle verbale et semble pouvoir s'arrêter là. L'idée formulée en parole irait jusqu'en A, formulée en graphique jusqu'en V et en mimique jusqu'en K. Ne va-t-elle pas plus loin? — C'est ce qu'ont pensé quelques psychologues. Il résulte de certaines recherches physiologiques, qu'aucune idée ne se formule dans l'esprit, sans qu'il s'établisse en même temps une sorte de processus périphérique, qui met en mouvement les organes correspondants à cette idée. Ainsi, l'esprit vient-il à se représenter un mouvement des doigts, les muscles des doigts correspondant à ce mouvement entreraient dans un état de tension, qui, sans être une contraction active et manifeste, serait cependant une modification motrice perceptible pour certains appareils enregistreurs très sensibles. Ce serait comme une préparation, sinon une ébauche, du mouvement dont l'idée s'est formulée dans le centre psychique. La sensation périphérique s'accompagnant, dans les conditions ordinaires, d'un mouvement réflexe plus ou moins effectué, la sensation simplement formulée dans l'esprit, pourrait conduire par le même mécanisme, à une telle ébauche de mouvement.

Il résulterait de ces expériences que l'idée du mot, qu'elle soit motrice, auditive ou visuelle, doit provoquer, jusque dans les appareils moteurs correspondants, une modification de tension, ou une imminence d'action, en rapport

avec cette idée. C'est ainsi que certaines personnes se rendent bien compte qu'elles ne perçoivent bien un discours, que quand elles se le
parlent à elles-mêmes, pour ainsi dire, en l'entendant.

Un autre fait est encore plus probant à ce
sujet : un homme possédé par une grave préoc-
cupation, en détermine les termes dans son
esprit et en précise la formule intérieurement .
dans ses centres de collection sensorielle ; et voilà
que, involontairement et inconsciemment, la
formule lui échappe et s'exhale, pour ainsi dire,
en une parole qu'il prononce à haute voix, et
qu'il s'étonne d'avoir dite, aussitôt qu'il l'a
prononcée. Il a pensé tout haut, dit-on vulgai-
rement de cet homme. L'effort de l'esprit pour
effectuer nettement la formule intérieure de
l'idée, a dépassé le but, et le processus ainsi
lancé, va jusqu'aux centres de coordination
motrice, qu'il met en action sans que le sujet l'ait
voulu et sans qu'il s'en soit rendu compte.

En résumé, l'exercice complet de la parole
intelligente implique un processus dont les termes
sont, à partir de l'idée, la parole intérieure, la
collection sensorielle verbale, la coordination

motrice verbale et enfin la production extérieure de ce mouvement, sous la forme phémique, graphique, ou mimique.

Pourrait-on induire de ceci, que la parole intérieure se confond avec l'idée elle-même et ne saurait s'en distinguer? — Nullement, car la parole intérieure est déjà une formule, dont les modes peuvent varier pour exprimer la même idée. On peut penser un même objet et le nommer intérieurement, dans chacun des langages qu'on possède. On ne connaît même réellement une langue, que quand on peut penser dans cette langue. Enfin, ainsi qu'on va le voir, l'idée peut se formuler intérieurement sous trois formes distinctes, sans cesser d'être la même; elle diffère donc de ces formes et ne saurait se confondre avec la parole intérieure.

M. Magnan a confondu ensemble l'idée et le mot qui la représente; mais Charcot s'est efforcé de maintenir la distinction entre eux. M. de Ranse s'est appliqué, dans d'intéressants articles publiés, par la *Gazette médicale* (1875) à montrer combien est fondée cette distinction, entre les centres de formation des mots et ce qu'il appelle les centres d'idéation.

### Adaptations artistiques.

Nous avons vu, dans le cours de cette étude, que l'exercice de la musique comporte une analyse semblable à celle de la parole. Il y a des centres musicaux moteurs, qui président aux coordinations motrices nécessaires à l'exécution des œuvres de l'art musical, et ces coordinations peuvent être motrices, phémiques, ou graphiques; elles supposent et impliquent aussi l'existence des centres de collections sensorielles musicales, kinesthétiques, visuelles ou auditives. La pathologie a démontré l'existence propre et indépendante de chacune de ces fonctions élémentaires. Nous avons vu qu'il y a des amusies sensorielles et des amusies motrices, des trois types, moteur, auditif et visuel, correspondant aux diverses variétés de l'aphasie. Il semblerait, au premier abord, qu'une telle systématisation est artificielle ou théorique : il n'en est rien; elle est de la plus stricte exactitude. Et il en est de même pour toutes les productions artistiques.

Aussi puis-je répéter ici ce que je disais ailleurs à ce sujet : Si l'intelligence est nécessaire à l'artiste pour comprendre l'œuvre qu'il exécute, si le sentiment doit guider l'ensemble de ses mouvements, pour donner la prestesse nécessaire à sa parole, s'il est orateur; à son pinceau, s'il est peintre; à son doigté, s'il est musicien; il est cependant nombre de mouvements élémentaires qu'il exécute en vertu d'un automatisme antérieurement acquis. L'usage répété d'une série de mouvements spéciaux, implique dans les centres nerveux du cerveau, une accommodation de cellules qui entrent en correspondance, dans l'ordre que détermine l'usage lui-même, l'une appelant l'autre à l'activité, selon ce que l'intelligence a une bonne fois réglé, et selon ce que la volonté a su imposer aux organes de collection sensorielle et de coordination motrice.

Et il en est ainsi de tous les arts : chacun crée dans le cerveau une adaptation spéciale, pour la compréhension et pour l'exécution de sa technique; les tours de force artistique ne sont dus qu'à cette adaptation, d'abord savamment étudiée et délicatement nuancée par l'intelligence qui l'a conçue, ou même simplement comprise, et ils ne sont jamais mieux exécutés, que quand l'organisation cérébrale s'est agencée de telle sorte que, le premier signe émis, tout le reste suive, à la façon d'un phonographe bien établi, devant lequel on a une fois prononcé la brillante allocution qu'il répète.

Tout l'art n'est pas sans doute dans cette adaptation mécanique des centres nerveux; mais cette adaptation est nécessaire à la bonne exécution des œuvres les plus artistiques.

### LES TROIS FORMES DE L'IDÉE.

La psychologie moderne a trouvé dans ces observations les bases d'une analyse, en vertu de laquelle chacun de nous aurait pour ainsi dire sa spécialité sensorielle; les uns concevant les idées sous une forme motrice, les autres sous une forme auditive, et les autres encore sous une forme visuelle.

L'étude que nous venons de faire des centres législateurs de la parole et de l'exercice de cette faculté, est une preuve bien claire de l'exactitude de ces distinctions. Il y a des sujets qui comprennent les objets sous la forme motrice, par l'espace qu'ils occupent, par exemple, et, par conséquent, par le mouvement que nos organes doivent faire pour embrasser ces objets; d'autres se les représentent sous la forme auditive, par le son qu'ils peuvent produire, ou mieux, par la phonétique du nom qui leur est communément attribué; d'autres enfin les conçoivent sous la forme visuelle, par la figure qu'ils dessinent sur la rétine, au fond de l'œil, ou par celles que leur attribueraient les traits du dessin, ou encore par la physionomie de leur nom graphiquement formulé.

Je saisis cette occasion pour répondre à une objection qui ne manque pas de se présenter à l'esprit, au sujet de la conception des idées par le mouvement. Le mouvement, dit-on, est perçu par la vue plus que par le tact. Comment se fait-il qu'on fasse une classe à part des moteurs et qu'on les distingue des visuels? — Or si l'on se rend bien compte de la façon dont la vue sert à apprécier le mouvement, on comprendra que ce n'est pas à proprement parler la vision qui rend compte du mouvement et le mesure, mais que c'est bien plutôt par l'appréciation du mouvement même que l'œil est tenu de faire, pour embrasser les diverses phases de l'objet animé de mouvement et les divers points de l'espace dans lequel il s'effectue : c'est là ce qui nous permet de séparer les moteurs des visuels. Les visuels apprécient surtout la figure et la couleur des corps, les moteurs apprécient davantage leurs formes géométriques et leur déplacement. Stricker, qui a étudié, à ce point de vue, le langage musical, a bien montré quelle importance joue la perception motrice dans la musique, qu'il s'agisse de l'entendre ou de la lire, ou encore de l'écrire ou de l'exécuter.

Hâtons-nous d'ajouter que Stricker nous paraît avoir dépassé de beaucoup la limite de l'exactitude, en faisant de la plupart des sensations, des dépendances de la kinesthésie et de la plupart des sujets, des moteurs. Nous ne saurions non plus partager l'avis de ceux qui croient à la prédominance exclusive de l'un de ces trois modes sensoriels sur les deux centres. Nous croyons, au contraire, que chacun de nous est à la fois moteur, auditif et visuel, et que le but de l'éducation est de conserver et de développer en nous ces trois modes de perception sensorielle, en maintenant entre eux la subordination relative qui leur appartient.

Il est évident, par exemple, que le type moteur est le moins élevé, celui qui se rapproche le plus de l'animalité, puisque nombre d'animaux sont des moteurs, et ne paraissent guère avoir que ce mode de perception sensible. C'est d'ailleurs celui qui donne à l'idée un caractère plus matériel et nous montre les choses du point de vue le moins élevé.

Nous avons vu, en étudiant le langage psychique, comment les animaux ne conçoivent et ne reproduisent que les formes motrices de l'idée, ce qui est d'ailleurs en rapport avec leur organisation psychologique, puisque les animaux ne sont capables que d'idées sensibles; ce qui ne veut pas dire que les animaux soient incapables de voir et d'entendre; mais ils sont incapables de comprendre le symbolisme des sensations visuelles ou auditives, et ne comprennent, en fait de signification, que celle des gestes et de la physionomie, autrement dit des mouvements.

La forme motrice de l'idée est peut-être plus fondamentale que les autres, plus facile à fixer dans l'imagination, plus stable dans la mémoire; mais elle traduit l'idée avec moins de puissance, probablement parce qu'elle est plus éloignée que les autres modes d'expression, de la constitution même de l'idée. Quoi qu'il en soit, c'est une forme inférieure, plus imparfaite que les deux autres. Ses qualités en font une forme de représentations que l'éducation ne saurait négliger, mais ce n'est pas celle qu'il importe le plus de cultiver.

La forme auditive possède un caractère plus élevé; c'est d'un sens spécial qu'elle relève et non plus seulement de la sensibilité tactile ou générale. Son objet est la parole, ou le signe verbal phémique, lequel possède une grande facilité d'adaptation aux faits et aux actes les plus divers. Enfin ce signe est un symbole spécial à l'idée, dont il se rapproche par la vie qui l'anime, par l'évolution qu'il subit, par la mobilité avec laquelle il se prête à toutes ses transmutations. La parole est, en un mot, la véritable incarnation de l'idée.

Il suit de là que les auditifs possèdent un mode de conception de l'idée, supérieur à celui dont jouissent les moteurs; qu'ils entendent mieux le langage, en comprennent mieux la portée et le font aussi mieux entendre de ceux auxquels ils s'adressent. Les moteurs seront peut-être supérieurs sur le terrain de l'observation, mais les auditifs les dépasseront sur le terrain de la science proprement dite.

Que dirai-je des visuels? Ceux qui se figurent

l'idée sous la forme graphique, peuvent varier beaucoup, suivant la forme même de l'écriture qu'ils imaginent. L'écriture hiéroglyphique, par exemple, n'est presque pas de l'écriture; c'est une représentation dans laquelle l'élément symbolique, parfois presque nul, peut varier beaucoup d'étendue et de puissance. Par contre, l'écriture phonétique a toutes les qualités de la parole qu'elle reproduit. Elle aussi s'adresse à un sens spécial. Les signes qu'elle emploie participent à toutes les qualités des signes phémiques, et, s'ils ont quelque chose de plus matériel que la parole elle-même, ils ont aussi l'avantage de conserver l'idée dans une forme qui échappe à la durée et peut se transmettre partout, dans le temps et dans l'espace. C'est la forme qui paraît être la plus propre aux œuvres de l'imagination.

En résumé, je crois que nous sommes tous quelque peu moteurs, visuels et auditifs, à la fois, avec une prédominance plus ou moins marquée de l'un de ces modes sensoriels, et que ceux qu'il importe le plus de développer par l'éducation, ce sont les modes visuels et auditifs, parce qu'ils sont les plus nobles et doivent être aussi les plus féconds.

### L'intelligence et la parole.

On m'accusera peut-être d'avoir matérialisé comme à plaisir l'étude de la parole, en la disséquant, pour ainsi dire, dans ses moindres éléments, et en attribuant à chacune de ses fonctions élémentaires, un siège et pour ainsi dire, un organe spécial dans le système nerveux central.. C'est une accusation contre laquelle je tiens à me défendre d'avance.

Il est bien avéré que les fonctions du langage se divisent en fonctions mécaniques, fonctions sensorielles et fonctions psychiques, et que, dans chacun de ces trois ordres, s'observent trois variétés ou types différents : kinesthétiques, ou moteurs, auditifs et visuels. Il est aussi nettement démontré, plus par l'observation des malades que par celle des gens bien portants, que chacun de ces actes élémentaires du langage a, dans l'écorce cérébrale, un centre législatif auquel il obéit, si bien que, ce centre venant à être profondément altéré ou supprimé, l'acte élémentaire correspondant cesse de se produire et le langage se trouve privé de cet élément fonctionnel.

On peut se demander quel est le caractère physiologique de ces centres? Leur fonction est-elle de la même nature que celles de beaucoup d'autres organes, qui, une fois formés, agissent en conséquence de leur organisation, comme le foie, par exemple, fait la bile, comme l'estomac digère, comme le poumon respire et comme le cœur bat?

Eh bien, non; les centres nerveux législateurs de la parole ont un autre mode d'action. Leur rôle ne résulte pas de leur organisation, mais de l'activité que l'éducation leur impose et de l'adaptation que l'usage leur fait subir.

La fonction du langage est certainement une fonction naturelle et le langage mimique l'exerce pour ainsi dire spontanément. Il n'en est plus de même du langage phémique et du langage graphique, lesquels ne s'exercent qu'à la suite d'une éducation souvent longue et pénible.

M. Déjerine le rappelait naguère, dans une étude sur ce sujet. Les images sensorielles sont conservées quelque part, en divers points de l'écorce cérébrale, et chacune d'elles a aussi sa mémoire correspondante. Il se fait, à cet effet, une différenciation des cellules cérébrales, que détermine l'usage ou l'éducation. La parole a la valeur d'un signe qui rappelle ces images, en réveillant l'activité des cellules ; telle est la part considérable sans doute, mais limitée cependant, que le système nerveux prend à l'exercice de la parole. Quant à distinguer le souvenir de l'image, du souvenir de l'objet lui-même, ceci est l'affaire de l'intelligence qui a seule qualité pour cette distinction.

Ceux qui méconnaissent l'intelligence se tirent d'embarras en niant cette distinction elle-même. C'est ainsi que les subjectivistes en sont arrivés à nier que nous percevions jamais les objets eux-mêmes, mais seulement la représentation intérieure que nous nous faisons de ces objets. Et il serait difficile de ne pas se rendre à leurs raisons, s'il n'existait que des idées sensibles. Mais il en est d'autres, qui sont plus ou moins abstraites de tout ce que nous connaissons sous le nom de matière. Les idées générales d'animal, de plante, de métal d'abord ; les idées de quantité, de nombre, et de grandeur ; enfin les idées de substance et de cause.

Or, cette distinction répond bien à la différence qui sépare les idées sensibles, appartenant à l'ordre psychique, des idées à proprement parler intellectuelles. Les premières, en effet, sont traduites par la mimique sans difficulté ni effort; l'idée sensible se symbolise, pour ainsi dire d'elle-même, dans le geste et dans le jeu de la physionomie. L'idée intellectuelle demande quelque chose de plus: elle exige que l'organisme soit façonné par l'intelligence, pour lui servir d'organe; elle veut un symbole d'un ordre différent et plus noble, lequel, tout organique qu'il soit, trahit cependant par là son origine. Telle est la parole.

On comprend ainsi comment l'intelligence, trouvant dans le cerveau gauche des droitiers, un organe déjà disposé aux manifestations de l'idée sensible, adapte à son usage les centres voisins de l'écorce du cerveau. On comprend aussi comment le cerveau gauche étant devenu impuissant par accident, le droit peut s'adapter à son tour, aux coordinations motrices et aux collections sensorielles que nécessite l'usage de la parole, et cela, au moyen d'une éducation nouvelle.

Que cette éducation soit plus difficile encore que la première, il n'y a rien là qui doive nous surprendre. Il est certain que les processus nerveux qu'implique l'usage de la parole la plus intellectuelle, trouvent plus facilement à faire leur chemin à travers un cerveau jeune, dont les éléments ne se sont encore orientés dans aucune direction déterminée; tandis que, une fois les trajets établis et les rapports des cellules une fois adaptés dans un sens défini, il est plus difficile de changer cette orientation et de modifier ces adaptations.

En un mot, la parole peut dire tout ce que peut exprimer le langage, dans ses modes divers; mais il est des choses abstraites que le langage ne peut rendre, en se servant indifféremment de tel ou tel procédé. Pour dire ces choses, il faut la parole, et la parole proprement dite, c'est-à-dire le langage mis au service de l'intelligence.

### Origine du langage.

Je ne saurais qu'aborder seulement cette question qui préoccupe si fort les philosophes et ne les divise pas moins.

Ce qui ressort pour nous des données physiologiques et pathologiques au sujet de l'exercice et des troubles du langage et de la parole, c'est que l'idée est le signe des choses et que le langage est le signe de l'idée. Or, l'idée sensible reconnaît une expression sensible comme elle et naturelle par conséquent; ce sont les signes moteurs de l'expression mimique. Mais l'idée intellectuelle réclame un signe d'une autre nature et ce signe, c'est la parole.

La parole, en effet, est abstraite; elle exprime l'idée directement, dans ce qu'elle a de général et d'universel. C'est là ce qui constitue l'âme de la parole, dont le corps est formé par le son de la voix et par l'articulation des sons.

L'exercice de la parole suppose des attributions significatives, que Wundt et Kussmaul regardent comme natives et relevant de l'organisation cérébrale, mais qui appartiennent bien plutôt à l'habitude et à l'éducation. Pour parler, l'homme doit apprendre à parler, comme le font remarquer Regnaud et Marty; et M. Proust sépare de même le langage naturel, qui n'est autre que le langage moteur, et qui est commun à l'animal et à l'homme, du langage parlé, qu'il appelle artificiel et que d'autres nomment conventionnel.

Les partisans de l'origine purement organique

du langage pensent que, limité tout d'abord à des cris, à des interjections, à des mots simples empruntés par imitation à l'onomatopée, il a peu à peu formé la parole par la répétition, par la multiplication, par l'agglutination, par les combinaisons de ces mots entre eux. Mais les spiritualistes ne peuvent admettre cette hypothèse. Ils ne croient pas que l'humanité ait pu sortir de l'animalité et que la parole ne soit que le cri, transformé par l'évolution et transmis par la tradition.

Le fait est que les deux problèmes sont connexes; le fait est que le passage du langage naturel à la parole proprement dite ne s'explique pas plus que le passage de l'idée sensible à l'idée intellectuelle. Il faut à l'homme, pour qu'il parle, des centres cérébraux adaptés par l'éducation à l'exercice de cette fonction. Le physiologiste ne saurait aller plus loin dans la solution que réclame cette question; la psychologie philosophique seule peut tenter d'y répondre davantage.

Il appartient à chaque individu, selon la remarque judicieuse de Löwenfeld, de déterminer et d'organiser le mécanisme spécial en vertu duquel se forme sa parole; et la loi qui préside à cette détermination n'est autre que celle qui préside à la formation de ses idées elles-mêmes.

# CONCLUSION

L'étude que je viens de faire du langage, en attribuant à l'activité organique tout ce qu'elle peut comporter dans l'exercice de cette fonction, n'a donc pas matérialisé la parole. Si je ne me trompe, elle montre au contraire que, dans l'exercice de la parole intelligente, il y a quelque chose qui domine les aptitudes organiques les plus relevées et ne saurait être confondu avec elles.

# INDEX BIBLIOGRAPHIQUE

Je ne citerai que pour mémoire les auteurs anciens dans lesquels la question de l'aphasie n'a pu être qu'effleurée :

Hérodote. — Saint Grégoire de Nysse. — Schenk, 1585. — Schmid, 1673. — Schacker, 1696. — Scheid, 1725. — Wepfer, 1745. — Delius, 1757. — Gesner, 1770. — Van Swieten, 1771. — Beddoes, 1772. — Sauvages, 1772. — Swediaur. — Cullen. — Frank (J.-P.), 1792-1842. — Reil, 1795. — Crichton, 1798. — Frank (J.), 1825. — Pinel, 1809. — Yellowlay, 1812. — Boyer, Larrey.

Abeele (Van den). *Bull. de l'Acad. de méd. de Belgique*, 1865.

Abercrombie. *Recherches pathologiques et pratiques sur les maladies de l'encéphale et de la moelle*. Trad. Gendrin. Paris, 1832.

Adler. *Étude des formes rares de l'aphasie sensorielle* (*Neurol. Centralb.*, 1891). — *Un cas d'alexie sous-corticale* de Wernicke (*Berliner klin. Woch.*, avril, 1890).

Alotte. *Primordialité de l'écriture dans la genèse du langage humain* (*l'écriture a été d'abord hiéroglyphique*). Vieweg. Paris, 1888. — *Revue philosoph.*, 1889.

Amidon. *Sur l'anatomie pathologique de l'aphasie sensorielle* (*New-York med. Journal*, 1885).

Anderson (Keith). *Edinburgh Journal of mental science*, oct. 1866.

ANDRAL. *Maladies de l'encéphale (Clinique méd.* Paris, 1834).

ARMAIGNAC. *De la cécité des mots* (obs. in *Journal de méd. de Bordeaux,* 1881-1882. — Soc. de méd. et de chir. de Bordeaux, 1882. — *Revue clin. d'oculistique.* — *Recueil d'ophthalmologie.* Bordeaux, 1883).

AUBURTIN. *Mém. sur la localisation de la faculté du langage articulé (Gazette hebd.,* 1863). — *Réponse à l'observation de Charcot (Gaz. hebd.,* 1863).

AVONDE. Th. sur l'Aphasie, 1866.

BADAL. *Contribution à l'étude des cécités psychiques : alexie, agraphie, hémianopsie inférieure, trouble du sens de l'espace* (Arch. d'ophthalm., VIII, 1888).

BAILLARGER. *Discours sur l'aphasie* (Acad. de méd., 1865).

BACKER (W.-H.). *Aphasie congénitale (New-York med. Journal.,* nov. 1887).

BALLET (G.). *Le langage intérieur et les diverses formes d'aphasie* (Th. d'agrégat. Paris, 1886).

BALLET. *Sur un cas d'hypermnésie avec accroissement pathologique de la faculté de représentation mentale* (Prog. méd., 1889). — *Recherches anat. et clin. sur le faisceau sensitif* (Prog. méd., 1880-1881).

BALLET et CHAUFFARD. *Discussion sur un cas de cécité et surdité verbales* (Prog. méd., 1883).

BALLET et TISSIER. *Du bégayement hystérique* (Soc. méd. des hôp., 1889. — *Arch. de neurologie,* 1890).

BALZER. *Contribution à l'étude de l'aphasie* (Gaz. méd. de Paris, 1884).

BANCEL. *Aphasie d'origine traumatique due à une contusion du lobe antérieur de l'hémisphère gauche avec fracture du pariétal. Guérison* (Mém. de la Soc. de méd. de Nancy, 1880).

BANKS. *De la perte de la parole dans les affections cérébrales* (Dublin quart. Journal, 1865. — *Gazette hebd.,* 1865).

**Banti.** *L'aphasie et ses formes (Broch. Florence. — Lo Sperimentale,* 1886).

**Bar.** *France médicale,* 1878.

**Barlow.** *British med. Journal,* 1877, cité par Jackson (*Arch. de méd.,* 1865).

**Basevi.** *Contribution à l'étude de l'anopsie corticale (expériences physiol. et relation d'un cas clinique).* Morgagni, 1890.

**Bastian** (Charlton). *Le cerveau et la pensée,* t. II, 1882. — *Leçons sur les diverses variétés de l'aphasie (British med. Journal,* oct. 1887).

**Bateman.** *De l'aphasie ou perte de la parole. Localisation du langage articulé,* 2e édition. Londres, 1890. — *Gaz. hebd.,* 1869.

**Batterham.** *Note sur un cas d'amnésie (Brain,* 1888).

**Bazire.** In *Ch. Bastian,* t. II, 1882.

**Beaugrand.** *Remarques sur les difficultés du diagnostic dans les affections cérébrales* (Th. de Paris, 1857). — Institut méd., 1859. — Acad. de méd., 1859.

**Behier.** *Gaz. des hôp.,* 1869.

**Belhomme.** *Cinquième Mémoire sur les localisations des fonctions cérébrales.* Paris, 1848.

**Bellouard.** *De l'hémianopsie* (Th., 1880).

**Bénard.** *La mimique dans le système des Beaux-Arts (Revue philos.,* 1889).

**Bennett** (Hughes). *De l'aphasie sensorielle (British med. Journal,* 1888).

**Bergmann.** *Zeitstchr. f. Psychiatrie,* 1849.

**Bergemann.** Cité par Bateman.

**Berger.** *Convulsions idiopathiques de la langue (Neurologische Centralblatt,* 1882).

**Bergonzini.** *Un cas de surdité verbale.(La Rassegna d. sc. med.,* 1887).

**Berkhan.** *Un cas d'alexie sous-corticale (Arch. f. Psychiatrie,* XXIII, 2).

BERLIN. *Cécité verbale. Dyslexie* (*The ophtalm. Review*, 1887).
— *Observations sur la dyslexie* (*Berliner klin. Woch.*, 1886).

BERNARD et FÉRÉ (Ch.). *Des troubles nerveux chez les diabétiques* (*Arch. de neurologie*, 1882).

BERNARD. *Obs. de suppression brusque et isolée de la vision mentale des signes et des objets* (**Prog. méd.**, 1883). — *De l'aphasie et de ses diverses formes.* Paris, 1885.

BERNHARDT. *Obs. de surdité musicale persistant après la surdité verbale* (*Centralblatt f. Nervenheilkunde*, 1882. — *Arch. f. Psych. und nerven Kraukheiten*, Bd XII).

BERNHEIM. *De la cécité psychique des mots et des choses* (*Revue de méd.*, 1885). — *Contribution à l'étude des aphasies. Aphasies de conductibilité* (**Revue de méd.**, 1891).

BERTHOLLE. *Obs. d'asyllabie ou d'ambliopie aphasique* (**Gaz. hebd.**, 1881).

BIANCHI. *Un cas de surdité verbale* (*Il progresso medico*, n° 1, 1887). — *Note sur l'aphasie* (*Rivista clin. e therap.*, 1888). — *Méthode pédagogique appliquée au traitement de la surdité verbale* (*Rivista speriment. di frenatria.* — *Rev. phil.* 1888).

BIERMER. *Étude de quelques formes d'aphasie sensorielle* (*Neurol. Centralb.*, 1891).

BILLOD. *Sur l'aphasie.* Paris, 1875 (Soc. de méd. lég. de France, 1877-1878).

BINET et FÉRÉ. *Les paralysies par suggestion* (*Revue scientifique*, 1884).

BINET. *Rapports entre l'hémianopsie et la cécité verbale, (mémoire visuelle)* (*Revue philos.*, novembre 1888). — *La perception des couleurs et des nombres chez les enfants.* (*Revue philos.*, 1890).

BINSWANGER. *Sur un fait d'aphasie* (*Berliner klin. Woch.*, 1886).

BITOT. *Du siège et de la direction des irradiations capsulaires*

*chargées de transmettre la parole (Arch. de neurologie,*
1885).

BLACHEZ. *Abcès du cerveau dans le lobe antérieur droit, avec
hémiplégie gauche et conservation de la parole (Gaz. des
hôp., 1865).*

BLANDIN. *Gaz. des méd. prat., 1839.*

BLOCQ. *De l'aphasie sous-corticale (Gazette hebd., mai 1891).
— De l'amusie (Gaz. hebd., 1893).*

BoÉ. *Essai sur l'aphasie consécutive aux maladies du cœur,
1880.*

BOINET. *Gaz des hôp., 1871.*

BONNAFONT. *Union méd., 1847.* — Acad. de méd., 1865.

BORGHERINI. *Sur les localisations cérébrales (Riforma me-
dica, 1893).*

BOUCHARD. *Obs. d'aphasie avec autopsie (Compte rendu de la
Soc. de biologie, 1864).*

BOUCHUT. *De l'aphasie chez les enfants (Paris médical,
1883).*

BOUILLAUD. *Recherches cliniques pour démontrer que la
perte de la parole correspond à la lésion des lobes antérieurs
du cerveau (Acad. de méd. — Arch. de méd., 1825). —
Traité de l'encéphalite, 1825. — Recherches expériment.
sur les fonctions du cerveau et sur celles de sa partie
antérieure (Journal hebd. de méd., 1830). — Exposition de
nouveaux faits...* (Acad. de méd., 1839. — *L'expérience,*
1839). *Recherches cliniques sur...* (Acad. de méd., 1848
et 1865). — *Leçons sur les troubles de la parole (Gaz. des
hôp., 1865).* — Acad. des sciences, 1873.

BOURDIN. *Surdité verbale spéciale (Gaz. des hôp., 1864. —
Soc. médico-psych., 1876).*

BOURDON. *L'expression des émotions et des tendances dans le
langage.* Paris, 1892.

BOURGUIGNON. *Deux observations d'aphasie (Gaz. des hôp.,
1865).*

BOURNEVILLE. *Deux observations en désaccord avec la théorie* de Broca (Soc. anat., 1869). — *Obs. d'aphasie avec paralysie persistante (Progrès méd., 1874).*

BOURNEVILLE et BONNAIRE. *Lésion ancienne de l'insula (Arch. de neurologie, t. III).*

BOYER (Clozel de). *Étude clinique sur les lésions corticales des hémisphères cérébraux (Bull. de la Soc. anatomique, 1877).*

BYRON-BRAMSWELL. *Paralysie de la main et du bras droits, partielle et progressive. Aphasie motrice et cécité verbale (Edinburgh med. Journal, 1887). — Hémiplégie gauche, paralysie de la 3ᵉ paire. Cécité verbale (Edinb. med. Journal, 1887).*

BRAZIER. *Du trouble des facultés musicales dans l'aphasie. (Revue philos., 1892).*

BREMER et CARSON. *Aphasie causée par une hémorragie sous la dure-mère. Opération. Guérison (American Journal of med. sc., 1892).*

BRIGHT. *Reports of med. cases, t. II. London, 1841.*

BRISSAUD. *Recherches sur la contracture permanente des hémiplégiques, 1880. — Progrès méd., 1882.*

BROADBENT. *Sur une forme particulière d'amnésie (perte des noms) (avec schéma) (Med. chirurg. Transact., 1872-1885).*

BROCA. *Remarques sur la faculté du langage articulé, suivies d'une observation d'aphémie (perte de la parole) (Bull. de la Soc. anat., 1861-1862). — Lettre à Trousseau sur les mots : aphémie, aphasie et aphrasie (Gaz. des hôp., 1864). — Sur la topographie cranio-cérébrale (Revue d'anthropol., 1870). — Sur le siège de la faculté du langage articulé avec deux obs. d'aphémie (Soc. anat., 1863-1864). — Bull. de la Société de biologie et de la Soc. d'anthropologie, 1864. — Études sur le cerveau du gorille (Rev. d'anthropologie, 2ᵉ série, t. I). — Congrès de Norwich. — Tribune méd., 1869. — Bull. de l'Acad. de méd. — Progrès méd., 1877.*

Brown-Sequard. *Recherches expériment.* (Acad. des sc., 1888.
— Soc. de biologie,- 1884).

Bruchmann. *Études physiologiques sur la science du langage.*
Leipzig. — *Revue philos.*, 1888.

Brunelle. *Cécité verbale et hémianopsie homonyme latérale
droite (Bull. méd. du Nord*, n° 24, 1890).

Bryant. *Sur un langage symbolique (Mind*, 1888).

Buchwald. *Berliner klin. Woch.*, 1878.

Bullen. *Amnésie. État des lésions anatomiques (Brain*,
n° 44, 1889).

Cabibbo. *Étude séméiologique de l'hémianopsie dans ses rapports avec les lésions en foyer du cerveau (Il progresso
med.*, 1888).

Cantalamessa. *Un cas d'aphasie musicale motrice et sensorielle (Sperimentale*, 1891).

Capdeville (De). *Obs. d'amblyopie aphasique (Marseille
méd.*, 1880).

Cerise. *Discours sur l'aphasie* (Académie de méd., 1865).

Chambard. *Revue critique (Encéphale*, 1881).

Charcot. *Obs. d'hémiplégie droite avec aphémie et intégrité
des lobes antérieurs du cerveau et des circonvolutions
frontales (Gaz. hebd.*, 1863-1864). — *Leçons sur les localisations dans les maladies du cerveau*, recueillies par
Bourneville, 1876. — *Des variétés de l'aphasie. — Des
différentes formes de l'aphasie. Cécité verbale (Progrès
méd.*, 1883). — *Des variétés de l'aphasie. Aphasie motrice (Journal de la santé publ.*, 1883-1884).

Charcot (Jean-Baptiste). *Sur un appareil destiné à évoquer
les images graphiques, chez les sujets atteints de cécité
verbale. Application à la démonstration d'un centre
moteur graphique distinct* (Soc. de biologie. — *Progrès
méd.*, 1892).

Charcot et Pitres. *Étude critique et clinique de la doctrine
des localisations motrices de l'écorce des hémisphères cérébraux de l'homme (Revue de méd.*, 1883).

CHARCOT et DUTIL. *Sur un cas d'agraphie motrice suivi d'autopsie* (Soc. de biologie, 1895).

CHARITÉ DE BERLIN (Clinique de la). *Trois cas d'aphasie avec discussion* (*Berliner klin. Woch*, 1890).

CHATIN. *Emploi avec succès, par Horteloup, de l'alleluia, chez un enfant aphémique* (Soc. de biologie, 1863).

CHAUFFARD. *Note sur un cas d'aphasie* (*Bull. de la Soc. clinique*, 1881-1882. — *France méd.*, 1881. — *Encéphale*, 1882). — *Aphasie psychique* (*Bull de la Soc. anatomique*, 4ᵉ série, t. VIII. — *Revue de méd.*, 1881).

CHAUVEAU. *A propos de l'aphémie.* Note lue à la Soc. des sc. méd. de Lyon (*Gaz. méd. de Lyon*, 1864).

CHEVALIER. Acad. de méd., 1848.

CHEYNE (John). *Essays on partiel derangement of the mind in supposed connection with religion.* Dublin, 1843.

CLAUS. *Un cas de surdité verbale avec lésion de la 1ʳᵉ circonvolution temporale* (*Der Urenfreund*, 1883).

COLOMBE. *De l'aphasie.* Paris, 1882.

COMBEMALE. *Troubles de la parole consécutifs à la variole* (*Arch. de méd.*, 1892).

COMBY. *Ramollissement cérébral avec aphasie sans lésion de la circonvolution de Broca* (Soc. anat. — *Progrès méd.*, 1880).

CORNIL. Soc. de biologie, 1864.

CORNILLON. *Obs. d'aphémie avec lésion spéciale* (*Mouvement méd.*, 1868).

COURTADE. *Note sur un cas d'aphasie d'origine syphilitique, caractérisée par de l'aphémie, de l'agraphie, de la surdité verbale et un certain degré de cécité verbale* (*Encéphale*, 1887).

CRAIG. *A case of loss of speech connected with spectral illusions* (*Edinburgh med. and Surg. Journal*, 1836).

CRAMER (K). *Contribution à l'étude de l'aphasie* (*Archiv. f. Psychiatrie und Nervenkrankheiten*, XXI, 1889; XXII, 1890. *Obs. de kystes cérébraux*, etc. (*Revue des sc. méd.*, 1892).

CREMEN (J.). *Obs. d'amnésie aphasique* (*British med. Journal*, 1886).

CRICHTON. *Nature and origin of mental affections*. London 1849).

CROS. *Recherches physiologiques sur la nature et la classification des facultés de l'intelligence et sur les fonctions spéciales des lobes antérieurs du cerveau* (Th. de Paris, 1857).

CRUVEILHIER. *Maladies de la protubérance annulaire* (*Anat. path.*, t. XXXV, 1832. — Académie de méd., 1859).

CULLERIER et BOUILLAUD. *Mémoire sur les mouvements de la parole* (Acad. de méd., 1848).

DALLY. *Bull de la Soc. d'anthrop.*, 1861. — *Obs. d'aphasie avec hémiplégie gauche* (*Annales méd. psych.*, 1882).

DALY (Edward-O.). *Obs. d'accès récurrents d'aphasie transitoire et d'hémiplégie droite* (*Brain*, 1887).

DAVID (L.) *De l'aphasie hystérique*, 1884.

DAVIS. *De l'aphasie hystérique*, 1884.

DAX (Marc). *Lésions de la moitié gauche de l'encéphale coïncidant avec l'oubli des signes de la pensée* (Congrès méd. de Montpellier, 1836).

DAX (Georges). *Mémoire sur les lésions de la parole* (*Gazette hebd.*, 1865).

DEBOURGES. *Du développement des lobes antérieurs du cerveau dans ses rapports avec la crosse de l'aorte* (*Soc. d'anthropologie*, IX).

DECHAMBRE. *Aphasie transitoire* (*Gaz. hebdom.*, 1865).

DE FLEURY (Armand). *Lettre au professeur Trousseau sur la pathogénie du langage articulé* (*Gazette hebd.*, 1865).

DÉJERINE. *Aphasie et cécité des mots* (*Progrès méd.*, 1880). — *De l'aphasie et de ses formes. Étude de séméiotique et de physiologie pathol.* (*Semaine médicale*, 1884). — *Étude sur l'aphasie dans les lésions de l'insula de Reil* (*Revue de méd.*, 1885). *Sur un cas d'aphasie sensorielle* (*Surdité et cécité verbale*) *suivi d'autopsie* (Soc. de biologie, 1891. — *Médecine moderne*, 1891). — *Première autopsie de cécité verbale* (*Soc. de biologie*, 7° série, t. II). — *De l'agraphie* (*Annales de médecine*, 1891). — *Des troubles de l'écriture chez les aphasiques* (*Soc. de biologie*, 1891). — *Contribution à l'étude anatomo-pathologique et clinique des différentes variétés de cécité verbale* (*Soc. de biologie*, 1892). — *Remarques à propos de la communication de MM. Charcot et Dutil sur un cas d'agraphie motrice* (*Soc. de biologie*, 1893).

DÉJERINE et VIALET. *Deux variétés de cécité verbale pure ou avec agraphie* (*Soc. de biologie*, 1893).

DE LA BARCERIE. *Trois cas d'aphasie* (*Revue gén. de clinique*, n° 40, 1890).

DELÉPINE. *Hémianopsie liée au ramollissement du coin* (***British med. Journal***, 1890).

DEMANGE (Maitre). *Sur l'interdiction des aphasiques* (*Soc. de méd. légale*, 1872).

DEMANGE. *Aphasie avec surdité des mots. — Lésion de la 3° circonvolution frontale gauche par thrombose de la sylvienne* (*Rev. méd. de l'Est. Nancy*, 1885).

DEMENY. *Analyse des mouvements de la parole par la chronophotographie* (*Acad. des sc.*, 1881).

DEMOURS. *Obs. de Mme de Pompadour, à propos de cécité verbale* (*Précis sur les maladies des yeux*, 1821).

DE RANSE. *De l'aphasie et de ses différentes formes* (*Gaz. méd. de Paris*, 1883).

D'HEILLY et CHANTEMESSE. *Note sur cas de cécité avec surdité verbales* (*Bull. de la Soc. anat.*, 1882. — *Progrès méd.*, 1883).

DIEULAFOY. *Particularités dans les troubles de la parole dans l'aphasie* (*Gaz. des hôp.*, 1865-1867).

DINGLEY. *Un cas d'amnésie* (*Brain*, 1886).

DONAVAN. *De l'origine du langage humain dans les cris de fête* (*Mind*, 1891. — *Rev. philos.*, 1891).

DOR (H.). *Sur une forme particulière d'aphasie de transmission pour la dénomination des couleurs* (*Revue d'ophtalm.*, 1887).

DREYFUS-BRISSAC. *Gaz. heb.*, 1881.

DROZDA. *Des aphasies passagères (Wien med. Presse*, 1885).

DUBOURG. *Deux obs. d'aphasie sans autopsie. Guérison (Gaz. des hôp.*, 1864).

DUCHENNE DE BOULOGNE. Cité par Trousseau (*Gaz. des hôp.*, 1864).

DUFOUR (de Lausanne). *De l'aphasie liée à la lésion du lobule de l'insula de Reil.* Nancy, 1881. -- Soc. française d'ophtalmologie, 1884.

DUMONTPALLIER. *Procès-verbaux manusc. de la Soc. de biologie,* 1863).

DUNOYER. *Aphasie transitoire toxique (Gaz. méd. de Paris,* 1884).

DURAND. *De l'écriture en miroir. — Étude sur l'écriture de la main gauche dans ses rapports avec l'aphasie (Journal méd. de Bordeaux,* 1881-1882).

DURAND-FARDEL. *Traité du ramollissement du cerveau.* Paris 1843).

DURET. *Note sur la circulation cérébrale de quelques animaux (Gaz. méd. de Paris,* 1877). — *Recherches anatomiques sur la circulation de l'encéphale (Arch. de physiol.*, 2e série, t. I). — *Études expérimentales et cliniques sur les traumatismes cérébraux.* Paris, 1878. (*Progrès méd.*, 1879).

DUTIL. *Revue de méd.*, 1885.

DUVAL (Ange) (de Brest). *Obs. d'aphémie confirmative des opinions de Broca (Gaz. des hôp.*, 1864).

DEWAL. *L'aphasie depuis Broca (Revue scientifique*, 1887).

EDINGER. *Aphasie et double paralysie de l'hypoglosse causée par un petit foyer dans le centre ovale (Deutsche med. Woch.*, 1886).

EGGER (E.) *Obs. sur le développement de l'intelligence et du langage chez les enfants.* Paris, 1879.

EGGER (Victor). *Revue philos.*, 1878. — *La parole intérieure (Essai de psychologie descriptive.* Paris, 1881).


14

EICHHORST. *Aphasie ataxique* (*Corresp. Bl. f. schweizer Aerzte*, 1886).

EISENLOHR. *Beitrag zur Lehre der Aphasia.* — *Cas d'aphasie sensitive et cas d'aphasie motrice* (*Deutsche med. Woch.*, 1889).

EPERON. *Hémichromatopsie, etc.* (*Arch. d'ophtalm.*, 1884).

ERLENMAYER. *Die Schrift. Grundzüge über Physiologie und Pathologie.* Stuttgart, 1879.

ESCOT. Th. de Paris, 1865.

ESTOR. *Obs. médico-légale sur l'aphasie* (*Gaz. hebd. des sc. méd.* Montpellier, 1879-1880).

EVANS. *Existe-t-il d'autres centres du langage à côté de celui de Broca* (*New-York med. Journal*, 1889).

EXNER-SIGMUND. *Untersuch. über die Localisation des Functionen in der Grosshirnrinde des Menschen.* Wien, 1881.

FALLOT. *Obs. contraire à la localisation de la surdité verbale* (*Marseille méd.*, 1879).

FALRET. *Des troubles du langage et de la mémoire dans les affections cérébrales* (*Revue crit.*, in Arch. de méd., 1864). — *Bull. de la Soc. de méd. lég.*, t. I). — *De l'aphasie. État de la question* (*Gaz. hebd.*, 1865). — Article APHASIE du *Dict. encyclop. des sc. méd.*, 1866.

FARGE (Emm.). *Hémiplégie et aphasie sans lésion de la 3ᵉ circonv. front. gauche* (*Gaz. hebd.*, 1864).

FÉRÉ. *Contribution à l'étude des troubles fonctionnels de la vision*, 1882). — *Note pour servir à l'histoire des dégénérations secondaires du pédoncule cérébral* (*Bull. de la Soc. de biologie*, 1883). — *Des troubles de l'usage des signes* (*Revue philos.*, 1883-1884). — *Revue de méd.*, 1881). — *Note sur la région sylvienne et en particulier sur les plis temporo-pariétaux* (*Prog. méd.*, 1884). — *Note sur le développement du cerveau dans ses rapports avec le crâne* (*Revue d'anthrop.*, 2ᵉ série, t. II). — *Étude physiolog. sur quelques troubles de l'articulation* (*Nouv. Iconog. de la Salpêtrière*, 1890).

Fernet (Ch.). *Comptes rendus de la Soc. de biol.*, 1865.

Ferrand. *L'exercice du langage et l'aphasie. Physiologie
path. et schéma* (*Gaz. des hôp.*, 1887). — *La parole et
le langage* (broch.). — *De l'exercice et des troubles de la
parole et du langage* (broch. avec schéma, 1889). —
*Idem.*, 1 vol. Charcot-Debove, 1894.

Ferrier. *De la localisation dans les maladies cérébrales*,
1880. — *Fonctions du cerveau. — Cerebral cortico-medul-
lary gliome* (*Brain*, 1883).

Finance (De). Th. de Paris, 1878.

Finkelburg. *Obs. citée par Mlle Skwortzoff.*

Fischer. *Du rappel de la parole chez les aphasiques* (Th. de
Bordeaux, 1887).

Fleury (A. de). *De la pathologie du langage articulé* (*Gazette
hebd.*, 1865). *Spasmes des muscles articulatoires de la
parole* (*Journal de méd. de Bordeaux*, 1864). — *Du dyna-
misme comparé des hémisphères cérébraux chez l'homme,*
1875.

Font-Réault. *Atraphie de l'insula gauche sur le cerveau
d'une sourde-muette* (Th. de Paris, 1866).

Fournié. *Physiol. de la voix et de la parole*, 1866.

Fournier (A.). *La syphilis du cerveau*, 1879.

Foville. *Traité de l'anat. de la physiol. et de la path. du
système nerveux cérébro-spinal*, 1844.

Foville fils. *Obs. d'aphémie avec désordres étendus de l'hémisphère gauche* (*Gazette hebd.*, 1865).

Frænkel. *Ein Fall von Worthaubheit* (*Berliner klin. Woch.*,
1881).

Franck (Ad.). Art. Signes du *Dict. des sc. philos.*, 1875.

Frank (J.). *Traité de path. int.*, t. IV, 1838-1845, note 71.
Trad. Bayle.

Freund. *Étude sur la dysmnésie générale* (*Arch. f. Psychiat.*,
XX, 2, 1888).

Freund (C.). *Cas intermédiaire entre l'aphasie et la cécité
verbale* (Ostdeutsche Irren-Verein, 1888).

FRITSCH. *Ein Fall von Worthaubheit* (Wien. med. Presse, 1880).

FROEHNER (W). *Les inscriptions grecques*, 1880.

GAIRDNER. *On the function of articulate speech with a case of aphasia.* Glasgow, 1866. — *Arch. de méd.*

GALEZOWSKY. *De l'emblyopie aphasique* (Arch. de méd. 1876).

GALL. *Sur les fonctions du cerveau.* Paris, 1825.

GALLARD. *Clin. méd. de la Pitié*, 1865.

GALLIARD. *Aphasie avec lésions cloniques* (Soc. anat., 1880).

GELLE. Art. SURDITÉ du *Dict. de méd. et de chir. prat.*, 1885.

GENDRIN. *Traité philos. de méd. prat. — Des lésions des facultés intellectuelles chez les apoplectiques*, t. I, 1838.

GHEYN (Vanden). *Les races et les langues* (Revue des quest. scient., 1895).

GIBERT. *Un cas d'aphasie fonctionnelle (mutisme)* (Normandie méd., janvier 1891).

GILLE. *De l'hémiopie avec hémiplégie* (Th., 1880).

GILLES DE LA TOURETTE. *Sur les gestes et mouvements et leur imitation* (Arch. de neurologie, t. II et VIII).

GINTRAC. *Bull. de l'Acad. de méd.*, 1859.

GIRARD. *De l'aphasie* (Marseille méd., 1884).

GIRAUDEAU. *Obs. de cécité verbale due à une tumeur de la partie postérieure des deux premières circonvolutions temporo-sphénoïdales gauches* (Revue de méd., 1882).

GIRAULT. *Des cécités verbales* (Th. de Bordeaux, 1888).

GOLDZIHER. *Le langage des gestes et des signes chez les Arabes* (Zeitsch f. Völkerpsychologie, Bd XVI et XVII).

GOLDSCHEIDER. *L'enregistrement graphique des troubles de la parole* (Berliner klin. Wochenschr., 1891)

GONZALES et VERGA. *Amnésie verbale; surdité et cécité verbales* (6e Cong. freniat. ital., 1889).

GOSSELIN. *Les indications de la trépanatino dans l'aphasie* (Acad. de méd., 1877).

**Grafé.** *Sur deux cas récents d'aphasie (Revue de méd., 1895).*

**Grant-Allen.** *Cas de surdité verbale exclusivement musicale (Mind. 1878. — Rev. philos., t. V).*

**Granville** (Mortimer). *A Journal of neurology, 1879. — Revue philos., t. VIII.*

**Grasset.** *Maladies du système nerveux, 1881. — Des localisations dans les maladies cérébrales., 1881 (Montpellier médical 1878). Contribution clinique à l'étude des aphasies. — Du siège des lésions de l'aphasie (Montpellier méd., 1884).*

**Gratiolet.** *De la physionomie et des mouvements d'expression.* Publié par L. Grandeau. Paris, 1865.

**Graves.** *Dublin quarterly Journal, 1851.*

**Grawitz.** *Un cas d'aphasie des hémisphères cérébraux (Deutsche med. Wochenschr., 1891).*

**Guaglino.** *Guérison d'un notaire atteint de cécité verbale par une nouvelle éducation de la lecture (Arch. italiano, 1867. — Ann. de méd. psych., 1868).*

**Guéneau de Mussy.** *Contribut. à l'étude de l'amblyopie aphasique (Recueil d'ophtalm., 1879).*

**Guéniot.** *Obs. d'aphasie (Gaz. des hôp., 1864).*

**Gutzmann.** *Nature et extension des troubles de la parole chez les écoliers prussiens (Berliner klin. Woch., 1891). — Traitement rationnel du bégaiement (Idem 1892).*

**Habershon.** *Clinical society, 1881.*

**Hallopeau.** *De l'aphasie (Union méd., 1884). — Traité élém. de path. gén., 1884.*

**Hammond.** (W.). *The phrenological Transact., 1822. — The phrenological Journal and miscellanies, 1825.*

**Hammond.** *Traité des maladies du système nerveux.* Trad. Labadie-Lagrave, 1879.

**Hanot.** *Aphasie chez une paralytique générale (Société de biologie, 1872).*

**Hardy.** *De l'aphasie (Revue de méd. française et étrangère, 1881).*

Hasbach. *Zeitschrift f. Psychiatrie*, 1849-1852.

Haspel. *Gaz. des hôp.*, 1847.

Hensew. *L'harmonie des voyelles (Zeits. f. Biologie, XXVIII, 1891).*

Hermann (L.). *Transmission des voyelles à travers le téléphone et le microphone, etc. (Arch. f. die gesammte Physiologie, 1891).*

Hertz. *Psychological Magazine*, 1843.

Hervé. *Anal. d'un travail de Munk (Revue phil.*, de Ribot, 1882.

Hirtz. *Gaz. méd. de Strasbourg*, 1865.

Hochwart (Fränkel). *Sur la perte de la capacité de l'expression musicale (Deutsche Zeitsch. f. Nerven, t. I. — Rev. des sc. méd.*, 1892).

Hofbauer. *Traité de médecine légale relatif aux aliénés.* Paris, 1827.

Hood. *Phrenological Journal*, 1824.

Houel. *Catalogue du Musée Dupuytren*, 1878.

Hufeland. *Manuel de médecine pratique.* Trad. Jourdan. Paris, 1838.

Hugdson. *The Lancet*, 1866.

Hun (Thomas). *A case of amnesia (American Journal of insanity*, 1850-1851).

Ingels. *Aphasie avec destruction de la 1ʳᵉ circonvolution temporo-sphénoïdale (Bull. de la Soc. de méd. mentale de Belgique.* Gand, 1880).

Ireland. *The Brain*, 1880.

Jaccoud. *De l'alalie et de ses diverses formes (Gazette hebd.*, 1864. — *Obs. d'aphasie suivie d'autopsie confirmative des idées de Broca (Gaz. hebd.*, 1867). — *Clinique de Lariboisière*, 1875. — *Traité de pathologie interne*, 1883.

Jaccoud et Dieulafoy. *Gaz. hebd.*, 1867.

Jackson (Hughlings). *Loss of speech, its association with valvular diseases of the heart and with hemiplegia of the right side. — Clin. Lect. and Reports of the London hosp.,*

1864. Trad. abrégée (*Arch. de méd.*, 1865). — *Clinical and physiological researches on the nervous system and on the localisation of movements in the brain*, 1875.

JACOBI. *Le langage et l'éducation* (*The American Journal of psychology*, 1888-1889).

JANET (Pierre). *Le cerveau et la pensée*, 1867. — *Revue phil.*, 1892.

JOLLY. *Le Scalpel*, 1883.

JOUGLA. *Gaz. des hôp.*, 1872.

JOYAU. *Les lapsus de la vision chez les aphasiques* (*Revue philos.*, 1878).

JUDÉE. *Recherches physiolog. sur l'aphasie* (Soc. de biologie, 1883).

KAHLER (Otto) und PICK (Arnold). *Beitrag zur Lehre des Localisation der Hirnfunctionen* (*Vierteljahrschr. f. d. prakt. Heilkunde*. Prag, 1879).

KANDERS. *Suppléances de l'hémisphère droit dans l'aphasie* (*Wiener. med. Jahrb.*, 1886).

KAST. *Musicien aphasique, lisant les notes sans pouvoir les chanter ni les jouer* (*Berliner klin. Woch.*, 1888).

KLEINPAUL (Rudolph). *Le langage sans mots* (Leipzig, 1889. — *Revue philos.*, 1889.

KNOBLAUCH. *Troubles de l'intelligence musicale par lésion du cerveau* (*Brain*, 1898). — *Deutsche Arch. f. klin. Med.*, Bd XLIII, 1889.

KUSSMAUL. *Die Storüngen der sprache Ziemsen's Handbuch*, 1877. — *Les troubles de la parole*. Trad. Rueff. Paris, 1884.

LACROIX. *Sur un cas d'aphasie motrice et sensorielle* (*Lyon méd.*, 1890).

LADAME. *Sur les lésions de la parole dans leurs rapports avec les tumeurs du cerveau* (*Gaz. des hôp.*, 1865).

LADREIT DE LA CHARRIÈRE. *Du retard dans le développement du langage et du mutisme chez l'enfant qui entend* (*Annales des mal. de l'oreille et du larynx*, 1876).

Lallemand. *Recherches anatomo-path. sur l'encéphale*, 1825-1854.

Lancereaux. *Valeur séméiologique de l'aphasie dans le diagnostic de l'hémorrhagie et du ramollissement par oblitération de l'artère de Sylvius* (*Gaz. des hôp.*, 1865).

Laugaudin. *Abcès traumatique du lobe gauche du cerveau avec destruction presque complète de ce lobe, etc., avec conservation de la parole* (*Gaz. des hôp.*, 1865).

Lasègue. Société médico-psycholog., 1877. — *Annales méd. psych.*, 5° série t. XVII.

Lauder-Brunton. *Note sur un cas d'hémiplégie avec aphasie* (*St-Barth. hosp. Rep.*, XXVII).

Lautré. *Plusieurs exemples d'aphasie spasmodique ou fonctionnelle transitoire* (*Gaz. des hôp.*, 1881).

Lécorché et Talamon. *Études méd.*, 1881.

Ledouble et Violet. *Tribune méd.*, 1879.

Lefèvre (A.). *Les races et les langues.* Alcan, 1893.

Lefort (Maître). *Remarques sur l'interdiction des aphasiques*, 1873.

Legrand du Saulle. *L'aphasie au point de vue médico-légal* (*Gaz. des hôp.*, 1865). — *L'aphasie et les aphasiques* (*Physiol. path. Clin.*). *État mental. Méd. lég.* (*Gaz. des hôp.*, 1882). — *Traité de méd. légale*, 1886. — *La folie devant les tribunaux* (*Annales médico-psych.*, 5° série, t. XVIII).

Legouvé. Journal *le Temps*, 23 août 1883.

Legroux. *De l'aphasie* (Th. d'agrég., 1875).

Lélut. *Rapport sur le mém. de Dax* (Acad. de méd., 1864).

Lemaître. *Des localisations cérébrales. Aphasie* (*Journal de la Soc. de la Haute-Vienne*, 1888).

Lemoine (A.). *La physionomie et la parole.* Germer Baillère. Paris, 1865.

Lépine. *De la localisation dans les maladies cérébrales* (Th. d'agrég., 1875. — *Revue phil.*, 1876. — *Rev. mensuelle*,

1877. — *Rev. de méd.*, 1881). — *Mutisme hystérique avec agraphie* (*Rev. de méd.*, 1891).

LEUBE. *Sur une forme particulière d'alexie* (*Zeits. f. klin. Med.*, XVIII, 1890). — *Specielle diagnose der inneren Krankheiten.* Leipzig, 1893.

LEROY (Ch. G.). *Lettres philosoph. sur l'intelligence et la per-fectibilité des animaux*, 5° éd. Paris, an X.

LEURET et GRATIOLET. *Anatomie comp. du système nerveux*, 1839-1858, t. II, 1857.

LEVA. (J.). *Zur Localisation des Aphasia* (*Arch. f. path. anat.*, CXXXII, 2.

LEVY (E.) *Obs. d'aphasie totale datant de trois mois, guérie subitement par le passage d'un courant faradique* (*Mém. de la Soc. méd. de Nancy*, 1882).

LICHTHEIM. *De l'aphasie* (avec schéma) (*Deutsche Arch. f. klin. Med.*, XXVI, 1885).

LICHTENSTEIN. *Laloplegie. Glossoplegie der autoren* (*Deutsche Klin.*, 1862).

LOCKHART-CLARKE. *Researches on the intimate structure of the Brain* (*Philosophical Transact.*, 1868).

LORDAT. *Revue périod. de la Soc. de médecine de Paris*, 1820. — *Analyse de la parole pour servir à la théorie des divers cas d'alalie et de paralalie, de mutisme et d'imperfection de parler.* Montpellier, 1843.

LÖWENFELD. *Deux cas d'aphasie amnésique, avec remarques sur les processus mentaux de la lecture et de l'écriture* (*Deutsche Zeitsch. f. Nervenheilkunde. — Rev. des sc. méd.*, juillet 1892).

LUCAS-CHAMPIONNIÈRE. *Bull. de la Soc. anat.*, 1875.

LUYS. *Recherches sur le système nerveux cérébro-spinal.* Paris, 1865. — *Contribution à l'étude des suppléances cérébrales* (Soc. médico-psych., 1876). — *Des formes curables d'aphasie* (*Encéphale*, 1881). — *L'autonomasie* (Soc. médico-psych. 1881. — *Arch. de neurologie*, t. III). — *Contribution à l'étude des troubles de la parole* (*Encé-*

phale, 1885). — *Examen du cerveau de deux aphasiques et d'une sourde-muette* (Soc. de biologie, 1891).

MAC BRIDGE. *Un cas de cécité verbale avec hémianopsie latérale droite* (*The American Journal of neurology and psychiatry*, t. II. 1885).

MACQUET. *Bull. de l'Acad. de méd.*, 1848.

MADER. *Ramollissement par embolie de la frontale ascendante gauche. Hémiplégie droite, aphasie* (*Wien. med. Presse*, n° 5, 1885).

MAGNAN. *De l'aphasie simple et de l'aphasie avec incohérence* (Soc. de biologie, 1878). — *De l'aphasie* (avec schéma) (*Tribune méd.*, 1880). — *Deux cas d'aphasie dans la paralysie générale* (*Gaz. méd. de Paris*, 1880). — Soc. méd. de psychol., 1881. — *Arch. de neurologie*, t. II. — *Aphasie. Cécité des mots, cécité psychique, avec autopsie* (Soc. de biologie, 1885).

MALICHEQ. *Un cas d'aphasie dans une affaire médico-légale* (*Gaz. des hôp.*, 1865).

MENTAGAZZA. *La physionomie et l'expression des sentiments.* Alcan, 1884.

MANTLE. *Aphasie avec hémianopsie, anosmie et hémiplégie droite* (*Leeds and West-Riding medico-chir. Soc.*, 1893).

MARAGLIANO. *Aphasie ataxique avec hémorragie du centre de la parole du côté gauche* (*Gaz. d. ospit.*, n° 57, 1886).

MARANDON DE MONTYEL. *Un cas d'aphasie avec autopsie chez un mégalomane* (*Ann. médico-psych.*, 5° série, t. XVIII).

MARCÉ. *Mém. sur quelques observations de physiol. path. tendant à démontrer l'existence d'un principe coordinateur de l'écriture et ses rapports avec le principe coordinateur de la parole* (Soc. de biol., 1856).

MARIE. *De l'aphasie. Cécité verbale, aphasie motrice, agraphie* (*Revue de méd.*, 1885). — *De l'aphasie en général et de l'agraphie en particulier, d'après l'enseignement du profes. Charcot* (*Progrès méd.*, 1888).

MARIÉ. *Soc. anat. de Paris*, 1782. — (*Progrès méd.*, 1882).

**Markorvsky.** *Des lésions en foyer du pont de Varole. Troubles anarthritiques de la parole (Arch. f. Psychiat., XXIII, 2).*

**Marshall.** *Femmes et enfants microcéphales n'ayant jamais articulé une parole (Philos. Transact., 1864).*

**Marty.** *Sur le développement du langage (Viertaljahrs f. Wissenchafsliche Philosophie, 1892. — Revue philos., 1892).*

**Mathieu.** *Le langage et l'aphasie (Arch. de méd., 1879). — La surdité verbale (Arch. de méd., 1881). — Ramollissement de la capsule interne dans l'hémisphère gauche. Hémiplégie et hémianesthésie droites. Aphasie. Pas de surdité verbale (Progrès méd., 1882).*

**Maxson.** *Aphasie fonctionnelle (New-York med. Journal, 1887).*

**Mayor.** *Bull. de la Soc. anat., 1880. — Progrès méd., 1876.*

**Merklen.** *Bull. de la Soc. anat., 1880. — Progrès méd., 1881.*

**Mesnet.** *Cas de récupération brusque de la parole (Soc. médico-psych., 1877).*

**Meyer.** *Les organes de la parole et leur emploi.* Trad. par Claveau. Alcan. Paris, 1885.

**Meynert.** *Zeitschrift der Geselschaft der Aerzte, 1886. — Viertehareschrift f. Psychiat., 1867-1868.*

**Mills (Ch.).** *On the localisation of the auditory centre (Brain, 1891).*

**Ministère de la Guerre.** *Instructions sur les maladies, infirmités, etc., qui rendent impropre au service militaire,* 1877.

**Moeli.** *Aphasie optique (Berliner klin. Woch., 1890).*

**Moell.** *L'état actuel de la question de l'aphasie (Berliner klin. Woch., 1892).*

**Monakov.** *Sur l'hémianopsie et l'alexie (Corresp. Blatt für Schweiz. Aerzte, 1889). — Recherches sur les centres et les conducteurs optiques, etc. (Arch. f. Psychiat., XXIV, 1).*

**Mongie.** *De l'aphasie (Th. de Paris, 1866).*

220    LE LANGAGE, LA PAROLE ET LES APHASIES.

Moreau (de Tours). *Gaz. des hôp.*, 1864.

Moreau. *Deux cas d'aphasie avec amnésie verbale (Journal de méd. de Bordeaux.* 1879).

Mosdorff. *Spasme des muscles articulateurs de la parole. Aphthongie (Centralblatt f. Nervenheilkunde* 1880).

Mouisset. *Un cas d'aphasie (Lyon méd.,* 1889).

Muller (Max). *La science du langage.* Trad. Harris et G. Perrot. Paris, 1876. — *Biographies de mots.* Londres, 1888. — *Revue philos.,* 1888.

Munk. *Deutsche Klin.,* 1859. — *Ueber die functionen der Gross hirnrinde.* Berlin, 1881. — *Revue philos.,* 1882.

Nasse (W). *Zeitschrift f. Psychiatrie.* 1853.

Natier (Marcel). *Du mutisme hystérique (Revue mensuelle de laryngologie,* 1888).

Netter. *Surdité verbale avec ramollissement de la 1ʳᵉ circonv. sphénoïdale gauche* (Soc. de biologie, 1891).

Netter (de Nancy). *La parole intérieure et l'âme.* Paris, 1892.

Nicol. *Two cases of apoplexy attended with lesion of the knowing faculties and of langage* (Phrenological Journal, 1826).

Noel (G.). *Noms et concepts* (Rev. phil., 1891).

Ogle (William). Cité par Kussmaul. *Saint-George's hosp. Reports,* 1867.

Onimus. *Du langage considéré comme phénomène automatique* (Bull. Soc. anthrop., 1873).

Oppenheim. *Sur la pathologie des tumeurs cérébrales (Archiv. f. Psychiat. und Nervenkrankh.,* XXI et XXII. — *Rapports du lobe temporal gauche avec l'aphasie (Berliner klin. Woch.,* 1886). — *Sur l'état des mouvements d'expression musicale et la compréhension de la musique chez les aphasiques (Charité annalen,* 1888).

Oré. *Obs. de fracture du crâne avec surdité verbale, sauf pour le patois* (Acad. de méd., 1878).

Osborn. *Dublin quarterly Journal of med. science (Gaz. méd. de Paris,* 1853).

Osler. *Aphasie sensorielle. Cécité verbale et hémianopsie* (*American Journnl of med. sc.*, 1891).

Ost. *Un cas d'aphasie* (*Correspond. Blatt f. Schweiz. Aerzte*, 1892).

Oulmont. *Bull. de la Soc. anat.*, 1877.

Pacetti (G.). *Note clinique sur un cas de cécité verbale* (*La riforma med.*, 1892).

Paget (Georges). *Note sur un cas exceptionnel d'aphasie.* (*British med. Journal*, 1887).

Pauthel. *Deutsche Klin.*, 1855.

Parchappe. *Annales médico-psychol.*, 1849. — Acad. de méd., 1865.

Parisot. *Aphasie motrice avec perte de la lecture mentale* (*Revue méd. de l'Est*, n° 9, 1891).

Parrot. *Conservation de l'intelligence et du langage articulé avec atrophie complète du lobule de l'insula et de la 3e circonv. frontale droite* (*Gaz. hebd.*, 1863). — *Bull. de la Soc. méd. des hôp.*, t. V. — *Arch. de physiol.*, VI, 1883).

Pascal. *Du rôle de l'insula de Reil dans l'aphasie* (Th. de Bordeaux, 1890).

Pecholier. *Aphasie* (*Revue critique*, in *Montpellier médical*, 1864. — *Messager du Midi*, 1865).

Peretti. *Berlin klin. Wochenschrift*, 1884.

Perez (Bernard). *Psychologie de l'enfant*, 1882.

Perrier. *Obs. d'aphasie* (*Soc. d'anthrop.*, t. V).

Perroud. *De la lésion des facultés qui président au langage articulé, au langage écrit et au langage mimique* (*Journal de méd. de Lyon. — Gaz. hebd.*, 1864).

Peter. *De l'aphasie d'après les leçons du prof. Trousseau* (*Gaz. hebdom.*, 1864). — *Clin. méd. de l'Hôtel-Dieu*, 1873. — *Aphasie par émotion* (Leçons de clin. méd., 1893).

Petrina. *Sensibilitatstörungen bei ihr und Läsionen.* Prag. 1881.

PICARD et MOREAU. *Aphasie consécutive à un traumatisme chez un enfant de douze ans. Guérison* (Ann. médico-psych. Paris, 1880).

PICK. *Étude des troubles de la parole* (Arch. f. Physiol., XXVII, 5). — *La dyslexie* (Zur Lehre von der Dyslexie, in Neurologisches Centralblatt, 1891. — Revue philos., 1892).

PIDERIT. *La mimique et la physiognomie.* Trad. de l'allemand par Girot. Alcan. Paris, 1888.

PIORRY. *Traité de diagn. et de séméiologie,* t. III, 1858. — *Obs. de cécité verbale pure et rééducation de la lecture* (Bull. de l'Acad. de méd., 1865).

PITRES. *Gaz. méd.,* 1876. — *Recherches sur les lésions du centre ovale* (Th., 1877). — *Considérations sur l'agraphie motrice* (Revue de méd., 1884). — *Les localisations cérébrales dans la région capsulo-striée* (Arch. clin. de Bordeaux, 1895).

POINCARRÉ. *Le système nerveux central* (avec schéma), 1877.

POORE. *Med. Times and Gaz,* 1878.

POZZI. *Des localisations cérébrales, etc.* (Revue crit., in Arch. gén. de méd., 1877. — Art. CRANE du Dict. encyclop. des sc. méd., t. XXII).

POPE et GODLEE. *Aphasie consécutive à une blessure de l'orbite gauche* (Lancet, 1886).

PRESTON. *La localisation de l'aphasie* (Journal of nervous diseases, 1895).

PREVOST. *Aphasie; cécité et surdité verbales* (Revue méd. de la Suisse romande. Genève, 1883).

PROUST. *De l'aphasie* (Arch. gén. de méd., 1872. — Bull. de la Soc. d'anthrop., 1873).

PUNI. *Un cas d'aphasie motrice traumatique* (Gaz. d. ospit., 1888).

QUATREFAGES (De). *L'espèce humaine.* Alcan. Paris, 1877.

RAMONAT et FRÉBAULT. *Endocardite végétante. Infarctus viscéraux. Ramollissement cérébral. Aphasie sans troubles moteurs* (Progrès méd., 1891).

Raugé. *Sur les centres psycho-moteurs de la parole articulée* (*Bulletin méd.*, 1892).

Raymond. *Le lobule de l'insula et ses rapports avec l'aphasie* (*Gaz. des hôp.*, 1890).

Raymond. *Écholalie et hémiplégie* (*Lyon méd.*, 1888).

Raymond et Artaud. *Note sur un cas d'aphasie avec intégrité de la 3e circonvolut. frontale gauche et lésions des faisceaux blancs sous-jacents* (*Gaz. méd. de Paris*, 1883. — *Arch. de neurologie*, 1884).

Raymond et Dreyfous. *Contribution à l'étude de l'aphasie* (*Arch. de neurol.*, 1882).

Régis. *Aphasie transitoire neurasthénique* (*Union méd.*, 1894).

Regnaud (Paul). *Origine et philosophie du langage ou principes de linguistique indo-européenne.* Fisbacher. Paris. 1888. — *A propos des premiers développements du langage* (*Revue philos.*, 1892).

Renan. *De l'origine du langage.* Calman-Lévy. Paris, 1883.

Ribot. *Les maladies de la mémoire*, 2e édit., 1883.

Ricochon. *Remarques sur l'aphasie*, 1882.

Rinckenback. *Arch. gén. de méd.*, 1866.

Robin (Albert). *Des troubles oculaires dans les maladies de l'encéphale*, 1880.

Robin (Ch). *Rapport sur un travail d'Aug. Voisin : Contribution à l'étude du siège de la parole* (*Bull. de l'Acad. de méd.*, 1864).

Rolland. *Faune populaire de la France*, cité dans la Th. de Bernard.

Romberg. *Klinische Wahrnemungen und Beobachtungen.* Berlin, 1851. — *Lehrbuch der Nervenkrankheiten*, 1853-1857. Trad. anglaise.

Rosenberger. *De l'aphasie traumatique* (*Sitz. d. phys. med. Ges.* Wurzbourg, 1890).

Rosenthal. *Traité clinique des maladies du système nerveux.* Trad. française, 1878. — *Centralblatt f. Nervenheilkunde*, 1884.

Rosny (Léon de). *Les écritures figuratives et hiéroglyphiques des peuples anciens et modernes*, 1860.

Ross (James). *De l'aphasie*. Londres, 1887.

Rostan. *Recherches sur le ramollissement cérébral.* 2ᵉ éd., 1823.

Rouillard. *Étude sur les amnésies* (Th. de Paris, 1884).

Rousseau. *De l'aphasie dans ses rapports avec l'aliénation mentale* (Bull. de la Soc. méd. de l'Yonne, 1882-1883. — Annales médico-psych., 1882. — *Observat. et autopsie d'une aphasique devenue aliénée, puis monoplégique* (Annales médico-psych. Paris, 1884).

Rüdinger. *Ein Beitrag zu Anatomie des Sprachentrums.* Stuttgard, 1882. — (Analyse in *Encéphale*, 1883. — *Revue d'anthrop.*, 1883).

Sabourin. *Bull. de la Soc. anat.*, 1876. — *Progrès méd.*, 1877.

Sachs. *Structure et fonctions du cerveau. Étude de l'aphasie et de la cécité.* Breslau, 1893.

Saint-Paul. *Essai sur le langage intérieur.* 1892.

Samelsohn. *Seelenblindheit beim Menschen* (Berliner klin. Wochenschrift, 1882).

Sanders. *Case illustrating the supposed connection of aphasia with hemiplegia* (Edinb. med. Journal, 1866).

Sandoz. *Troubles intellectuels dans l'aphasie*, 1879. — *Des troubles nerveux de la dyspepsie* (Revue méd. de la Suisse romande, 1891. — *Revue des sc. méd.*, 1892).

Schmidt. *Allg. Zeitsch. f. Psych.*, 1871.

Schœn. *Traité du champ visuel, etc.* (Arch. d'ophtalm., 1888).

Schœnheimer. *Des troubles de la parole dans la sclérose disséminée céréb. et médull.* Tubingue.

Schrœder van der Kolk. *Bau und functionnen der medulla Spinalis oblungata, und närchste Ursache und rationnelle Behandlung der Epilepsie.* Braunschweig, 1859.

Schultin. *Extirpation totale de la langue; son influence sur la parole* (Deutsche Zeit. f. Chir., XXXV).

SECRETAN (H.). *Un cas de cécité verbale (Revue méd. de la Suisse romande,* 1891).

SÉDILLOT. *Mém. de l'Acad. de méd.,* 1848.

SEGLAS. *Des troubles de la fonction du langage dans l'onomatomanie (Médecine moderne,* 1891). — *Les troubles du langage chez les aliénés,* Rueff, 1892.

SÉGUIN. *American neurological Association.* 1877.

SEPILLI. *Contribution aux affections du lobe temporal : un cas de surdi-mutité; un cas de lésion du lobe temporal sans surdité verbale (Rev. sperim. di frenatria, XVIII). — La surdité verbale ou aphasie sensorielle (Rev. sperim di frenatria,* 1884).

SÉRIEUX. *Aphasie; cécité verbale, agraphie, hémiplégie gauche, etc.* (Soc. anat., 1891). *Sur un cas d'agraphie sensorielle avec autopsie* (Soc. de biologie, 1891. *Gaz. hebdom.,) — Sur un cas de cécité verbale avec agraphie. Autopsie* (Soc. de biologie, 1892). — *Sur un cas de surdité verbale pure (Revue de méd.,* 1893).

SERRE. *De l'aphasie hystérique (Gaz. hebdom. de la Soc. de méd. de Montpellier,* 1880-1881).

SERRIER. *Bull. de l'Acad. de méd.,* 1848.

SIKORSKY. *Arch. de neurologie,* t. VI.

SIGAUD. *Sur un cas d'amnésie verbale visuelle (Progrès méd.,* 1887.

SIMON (Jules). *Manuel de philosophie.*

SKWORTZOFF (Mlle). *De la cécité et de la surdité des mots dans l'aphasie.* Paris, 1881. — *Arch. de neurologie.*

SOLLIER. *Aphasie motrice par lésion de l'insula (Bull. de la Soc. anat.,* 1888). — *Les troubles de la mémoire.* Paris, Rueff, 1892.

SOLON (Martin). *Bull. de l'Acad. de méd.,* 1839.

SOMMER. *Psychologie du langage (Zeitschrift f. Psych. und Physiol. des Sinnesorgane. — Revue philos.,* 1891).

SOREL. *Ramollissement aigu du cerveau. Foyers multiples, etc., hémiplégie droite avec aphasie (Progrès méd.,* 1881).

— *Aphasie; hémiplégie droite avec hémianesthésie dans le cours d'une fièvre typhoïde (Union méd., 1883).*

Spamer. Cité par Kussmaul.

Spencer. *Principes de biologie.*

Starr (Allen). *De l'aphasie sensorielle. Analyse de 50 cas où la circonvolution de Broca était intacte (Brain, 1889). — Apraxie et aphasie. Leurs variétés et méthodes d'examen qui permettent de les découvrir (New-York Acad. of. med., 1888. — Encéphale, 1889).*

Starr et Mac Burney. *Hémorragie de la pie-mère; compression de la circonvolution de Broca. Aphasie et hémiplégie droite. Trépanation, ablation du caillot. Guérison (Brain, 1891).*

Steinthal. *Origine du langage (Revue philos., 1888).*

Stricker. *Du langage et de la musique (Sprachvostellungen. Wien, 1880. Trad. par Schwiedland. Paris, 1885).*

Suckling. *Cécité et surdité verbales consécutives à une embolie (British med. Journal, 1886). — Aphasie motrice, aphémie (British med. Journal, 1886).*

Taine. *De l'intelligence, 1878.*

Tamburini et Marchi. *Rivista sperim. di frenatria e di medicina legale, anno IX.*

Tardieu. *Études médico-légales.*

Tarnowski (Benj.). *De l'aphasie syphilitique, 1860.*

Taylor. Clinical Society, 1881.

Thompson. *Cécité verbale. Classification des formes de l'aphasie (New-York med. Record, 1887).*

Thompson. *Obs. d'aphasie avec phénomènes convulsifs localisés de la langue et de la joue droite (Glasgow med. Journal, 1888).*

Thompson and Newman. *Case of embolism with diseases of aortic valves (Med. Times and Gaz., 1864).*

Thornby. *The med. press and Circular, 1876.*

Tison. *Hémiplégie gauche avec aphasie (Bull. de la Soc. anat., 1889).*

TOBLER. *Un cas d'aphasie partielle (Zeitschrift f. Völkerpsychologie, 1890).*

TREITEL. *Le balbutiement suite du bégayement (Berliner klin. Wochens., 1891).*

TROELTSCH (De). *Traité pratique des maladies de l'oreille.* Trad. de Kuhn et Levi, 1870.

TROISIER. Obs. citée par Mlle Skwortzoff.

TROUSSEAU. *Paralysie progressive de la langue, des lèvres et du voile du palais (Gaz. des hôp. 1863). — Leçons cliniques sur l'aphasie (Gaz. des hôp., 1864). — Discours sur l'aphasie (Acad. de méd., 1865). — Leçons de clinique médicale de l'Hôtel-Dieu,* t. II, 1868-1875.

TURNER (John). *Surdité verbale. Ramollissement de la partie postérieure de la 1re circonvolut. temporo-sphén., etc. (British med. Journal, 1885).*

UHTHOFF. *Un cas d'alexie (Berliner klin. Woch., 1890).*

VAISSE. *Muets aphasiques par arrêt du développement cérébral (Bull. de la Soc. d'anthrop., 2e série t. VI).*

VALENTIN. *Sur un cas d'aphasie d'origine traumatique, etc. (Revue méd. de l'Est, 1880).*

VALIN. *Cas d'aphthongie. Alalie par trouble moteur de la langue (Gaz. hebd., 1865).*

VALLIN. *Spasmes des muscles articulateurs de la parole (Gaz. hebd., 1864).*

VELPEAU. *Bull. de l'Acad. de méd.,* 1865.

VERNET. *Observ. d'un cas d'aphasie avec hémiplégie droite. Foyer hémorragique dans la substance blanche, près du lobule de l'insula (Progrès méd., 1883).*

VOGT (C.). *Observ.* in *Bull. de la Soc. d'anthrop.,* 2e série, t. VII.

VOISIN. *Observ. de perte de la parole (Bull. de l'Acad. de méd., 1862). — Nouveau Dict. de méd. et de chir. prat.,* 1865. — *Sur le siège et la nature de la faculté du langage (Bull. de la Soc. d'anthrop., 1866).*

VOLLAND. *Aphasie après une blessure de la tête, conservation de la faculté de compter (Munchener med. Woch.*, 1886).

VOLTAIRE. Art. LANGUES du *Dict. philosoph.*

VOYET. In *Clin. méd. de Trousseau.*

VULPIAN. *Revue des cours scientifiques*, 1865. — *Leçons sur la physiologie du système nerveux*, 1866.

WALLASCHEK. *L'aphasie et l'expression musicale (Vierteljahrschrift f. Musikwissenchoft*, 1891. — *Revue philos.*, 1891).

WEEKS. *Deux cas d'hémianopsie avec agraphie. Aphasie amnésique (Arch. of ophtalmol.*, XX, 5. — *Rev. des sc. méd.*, 1892).

WEISSEMBERG. *Contribution à l'étude des troubles de la lecture à propos d'un cas de dyslexie (Archiv. f. psychiatrie und Nervenkrankheiten,* XXII).

WERNICKE. *Der aphasische Symptomen complex.* Breslau, 1874. — *Aphasie et psychopathie* (avec schéma) (*Deutsche med. Woch.*, 1890). — *Un cas d'aphasie motrice (Berliner klin. Woch.*, 1890). — *Lehrbuch der Gehirn Krankheiten.* Berlin, 1881-1885.

WERNICKE et FRIEDLANDER. *Fortschritte der Medicin.* Berlin, I, 1885.

WEST (Samuel). *Aphasie sans lésion de la circonvolut. de Broca (British med. Journal,* 1885).

WESTPHALL. *Observ. communiquée à la Soc. d'anthrop. de Berlin (Zeitsch. f. Ethnologie,* 1874). — *Observ. de destruction du lobe temporo-sphénoïdal gauche, sans aphasie, chez un gaucher (Mendel's Centralblatt,* 1884).

WIDER. *Beethoven. Sa surdité,* 1885.

WILBRAND. *Cas de cécité psychique avec hémianopsie. Autopsie (Deutsche Zeits. f. Nervenkrankheiten,* II).

WILBRAND (Hermann). *La cécité psychique comme symptôme d'affection en foyer; ses rapports avec l'hémiopie homonyme, l'alexie et l'agraphie.* Wiesbaden, 1887.

WILKS. *Notes sur l'histoire de mon perroquet, dans ses rapports avec la nature du langage (The Journal of mental science. — Revue philos.,* 1880).

Winslow (Forbes). *On obscure diseases of the brain and mind (Pathology of memory and of speech.* London, 1860-1863).

White (Hale) *Hémiplégie gauche, hémianesthésie, aphasie chez une gauchère (British med. Journal,* 1887).

Whitney. *La vie du langage.* Paris, 1880.

Wiglesworth. *Un cas d'aphasie sensitive; cécité et surdité verbales (Lancet,* 1886).

Winckler. *Casuistique et traitement de certains troubles de la parole (Wiener med. Woch.,* 1892).

Wood. *Aphasie. Lésion du cerveau droit chez un gaucher (Med. News,* 1889).

Woodham. *St-George's hosp. Reports,* 1879, t. IV.

Wundt. *Éléments de psychologie physiologique.* Traduit par Rouvier. Paris, 1886.

Wybo. *Cas d'aphasie traumatique. Revue méd. de Louvain,* 1884.

Wyllie. *Les troubles de la parole (Edinb. med. Journal,* 1891.

Zaborowski. *L'origine du langage,* 1879.

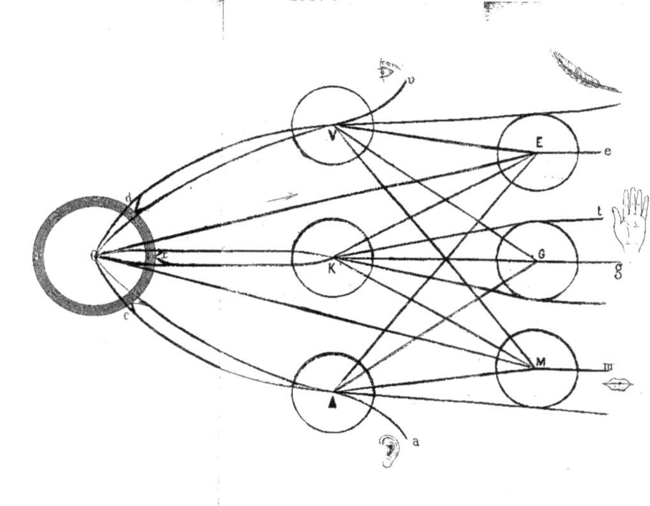

V
E
e
d
O
t
K
G
g
c
M
m
A
a

# TABLE DES MATIÈRES

28 457. — PARIS, IMPRIMERIE LAHURE

9, rue de Fleurus, 9

# Bulletin

## DES

# Annonces